AF336715

LE LIVRE

DE

LA FEMME

ET DE LA MERE

PAR

A. A. TROSSEILLE

Médecin de la Faculté de Paris

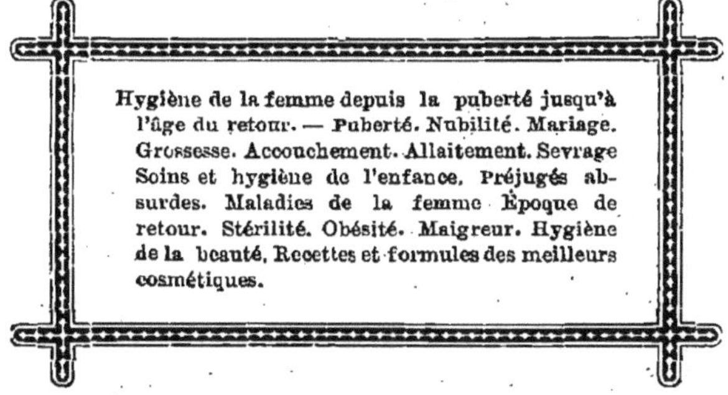

PARIS

C. MARPON ET E. FLAMMARION, ÉDITEURS

GALERIE DE L'ODÉON

1882

LE LIVRE

DE

LA FEMME

ET DE LA MERE

Traitement spécial et exclusif des maladies de la
femme, des affections de la poitrine, de l'estomac et de la peau, par la méthode et les procédés du Dr de Morant.

CONSULTATIONS PARTICULIERES

CHEZ L'AUTEUR

De 1 heure à 4 heures,

JEUDI ET DIMANCHE EXCEPTÉS,

Le soir

De 7 heures à 9 heures.

LUNDI, MERCREDI ET VENDREDI.

Rue de Rambuteau, 28, Paris.

LE LIVRE

DE

LA FEMME

ET DE LA MERE

PAR

A. A. TROSSEILLE

Médecin de la Faculté de Paris

DEUXIÈME ÉDITION

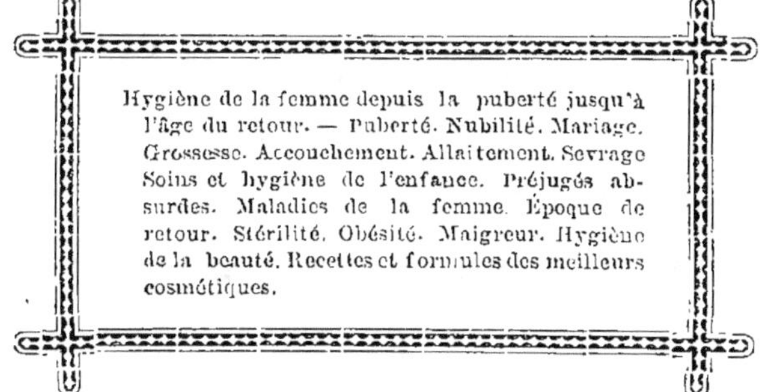

Hygiène de la femme depuis la puberté jusqu'à l'âge du retour. — Puberté. Nubilité. Mariage. Grossesse. Accouchement. Allaitement. Sevrage. Soins et hygiène de l'enfance. Préjugés absurdes. Maladies de la femme. Époque de retour. Stérilité. Obésité. Maigreur. Hygiène de la beauté. Recettes et formules des meilleurs cosmétiques.

PARIS

C. MARPON ET E. FLAMMARION, ÉDITEURS

GALERIE DE L'ODÉON

1882

PRÉFACE

Ce livre est destiné aux femmes et aux mères.

Aux premières, il apprendra ce qui est nécessaire pour conserver leur santé; aux autres ce qui est nécessaire pour conserver la santé de leurs filles.

Son utilité s'impose et les services qu'il doit rendre sont évidents.

Pendant sa vie, la femme traverse plusieurs périodes où sa constitution et son organisme subissent des changements et des perturbations qui ne sont pas toujours sans dangers.

Quelques soins méthodiques et intelligents suffiraient le plus souvent pour éviter tout péril. Mais d'ordinaire, la femme ne songe à se soigner que lorsque sa santé est ébranlée ou compromise. Encore n'est-ce que pour suivre des conseils de commères et se livrer à des médications qui, même inoffensives, ne laissent pas d'être funestes, puisque, retardant un traitement rationnel et bien dirigé, elles permettent à la maladie d'exercer librement ses ravages.

Comment pourrait-il en être autrement ? Jusqu'à présent on n'a rien fait pour que la femme puisse se connaître. On l'a laissée vivre dans une profonde ignorance des lois de la vie, des fonctions de ses organes et des soins particuliers qu'ils réclament dans l'état de santé et dans l'état de maladie.

La jeune fille atteint souvent la nubilité sans y avoir été préparée et sans avoir été avertie des effets de cette crise. Sous prétexte de pudeur, on lui cache la vérité : on lui fait de ses fonctions génératrices un objet de dégoût et presque d'horreur. La pauvre enfant en arrive à avoir honte d'elle-même ; elle ne comprend pas ce qui la trouble, elle garde le silence, elle souffre et compromet peut-être sa santé pour toujours.

Loin de pouvoir dire à sa fille les soins que réclame son sexe, la mère qui les ignore elle-même, ne sachant pas à quels dangers sa fille est exposée (si on n'intervient pas à temps), diffère et attend avec la plus coupable indifférence que la nature agisse seule.

La jeune fille se marie : sait-elle ce que c'est que le mariage ?

Ou elle plane dans l'idéal, ou elle ne voit dans cette union qu'un moyen de conquérir sa liberté ou un sujet de plaisirs. A peine si l'instinct lui peut donner une vague prescience de l'avenir.

Surviennent la grossesse, la maternité,

l'éducation des enfants. Où la jeune mère prendra-t-elle les connaissances qui lui seraient nécessaires pour élever ses enfants, elle qui ne vit que de négligences, d'imprudences et d'abus ?

On s'étonne en vérité qu'une femme puisse y résister.

Après tant de chutes et de rechutes, quelle santé pourra-t-elle opposer à la crise qui se produit à l'époque de retour, crise fatale peut-être pour un corps ruiné, mais qui serait sans puissance aucune, si les conseils de l'hygiène, de la médecine, de la morale et même du sens commun avaient été suivis.

Mon but est précisément, du moins autant qu'il est en moi, d'ébaucher l'éducation hygiénique et médicale de la femme ; de la mettre en garde contre les abus, les erreurs et les préjugés de toute nature.

Certes je ne me dissimule ni les difficultés, ni les dangers inséparables de l'œuvre de vulgarisation que j'entreprends, et je ne suis soutenu que par l'espoir d'être utile et de faire quelque bien à qui souffre.

Afin d'être à la portée de tous, ce volume, qui résume les travaux de nos grands maîtres sur ce sujet et à la fois les études et les observations que j'ai poursuivies pendant une longue pratique des maladies de la femme, ce volume, sera très réduit, de forme simple, brève ; il sera clair autant que possible et dégagé de tout terme par trop technique.

La méthode qui y sera développée est basée sur les règles sévères de l'hygiène et dérive du principe : *Prévenir c'est guérir.*

Elle remonte aux causes; elle s'attache à les découvrir pour les supprimer et par conséquent tend à faire disparaître leur effet.

Cette méthode est donc essentielement *prophylactique.* Elle aura pour

résultat d'empêcher le mal de se produire, et, si le mal existe, de le guérir
assez souvent et de le soulager toujours. Toutefois je n'ai pas la pré-
tention de vouloir faire que chaque
femme soit dans tous les cas son
propre médecin : je ne prétends pas
davantage la mettre en état de se
passer des secours de la science médicale.

J'aurai assez fait en lui fournissant le
moyen de reconnaître dès le début, les
maladies qui la menacent. Elle pourra
par là discerner le moment le plus con-
venable pour avoir recours au médecin,
à qui seul il appartient de prescrire une
médication dont son expérience pourra
régler la marche et hâter le progrès.
D'ailleurs, la diversité des tempéraments, des constitutions et des maladies m'interdisent de formuler ici des
traitements, qui pourraient n'être pas
sans dangers pour des personnes étran-
gères à l'art de guérir.

Enfin, pour que ce livre remplisse tout le but que je me propose d'atteindre, j'ai pensé devoir, dans une dernière partie, parler de l'hygiène de la beauté.

Paris, le 15 novembre 1881.

CHAPITRE PREMIER.

Puberté. — Menstruation. — Règles hâtives. —
Règles tardives. — Importance de la menstrua-
tion. — Avantages de la menstruation normale.
— Dangers de la menstruation anormale. —
Symptômes physiques et symptômes moraux de
la menstruation. — Double devoir de la mère. —
Établissement insensible de la menstruation.

Lorsqu'une jeune fille va sortir de l'enfance et entrer dans la *puberté*, son être
subit une transformation accompagnée de
troubles physiques et moraux qui, d'ordi
naire, cessent peu de temps après l'apparition
de la menstruation. Ce nom, remplacé vul-
gairement par les mots : *règles, époques,
affaires, lunes*, etc., est donné à un écou
lement de sang qui, prenant issue par les
parties sexuelles de la femme, revient pério
diquement depuis l'âge de puberté jusqu'à
l'époque de retour.

La menstruation, signe certain et caractéristique de la puberté, ne s'établit définitivement que lorsque les organes sont arrivés à leur complet développement, soit, sous notre climat, vers l'âge de douze à quinze ans. Cependant, sous l'influence de certaines conditions telles que le tempérament, la constitution, le séjour à la ville ou à la campagne, la vie sédentaire ou agitée, les maladies, etc. ; la menstruation peut être retardée ou avancée.

Parfois, elle se produit vers l'âge de dix à douze ans (règles hâtives), parfois de seize à vingt ans (règles tardives).

Aux signes que je donnerai plus loin, la mère qui devra pressentir que le flux menstruel est près d'apparaître chez sa fille, redoublera de soins et de vigilance.

Il faut qu'elle se pénètre de cette vérité : Toute la vie de la femme dépend de l'établissement et du fonctionnement régulier des fonctions menstruelles et génératrices.

Normalement, facilement et régulièrement établies, ces fonctions, signe de force et de santé, ont pour résultat d'améliorer sensiblement la constitution et souvent de faire disparaître des maladies qui, comme la *chorée* ou danse de Saint-Guy, les *scrofules*, les *maladies de la peau*, faisaient le désespoir des jeunes filles et de leur mère.

Au contraire la menstruation est-elle lente, difficile et irrégulière à s'établir : c'est une preuve de mauvaise santé et d'une mauvaise constitution. Il est indispensable d'y apporter promptement remède, surtout lorsque la fonction menstruelle est empêchée par des causes constitutionnelles ou par des maladies telles que l'*hystérie*, la *chlorose*, les *scrofules*. Cet état anormal pourrait devenir, en effet, le point de départ de maladies de *poitrine*, de l'*estomac*, du *système nerveux*, de la *peau*, de *congestions* sur divers organes (cerveau, poumons, foie), de leucorrhée rebelle, etc.

L'établissement des règles est annoncé par des symptômes avant-coureurs :

1. Au moral, tristesse, changement du caractère qui devient irritable et de l'humeur qui devient capricieuse ; abandon des jeux et des amusements habituels. La jeune fille éprouve des sensations inconnues ; des désirs

vagues et sans but l'obsèdent, la rendent indifférente à tout ce qui l'entoure et lui font rechercher la solitude, où elle espère trouver le calme qui la fuit.

Plus tard, on remarque de la timidité, des distractions, des rêveries qui parfois vont jusqu'à la mélancolie. De là ces idées bizarres, ces abattements langoureux, ces joies subites, ces pleurs sans motifs remplacés aussitôt par des rires exagérés dont l'enfant n'est pas maîtresse et dont on ne peut se rendre compte.

2. Au physique, la jeune fille acquiert peu à peu les qualités de son sexe. Les formes s'accentuent, les contours s'arrondissent, la poitrine et le bassin s'élargissent, les seins se développent et les mamelons se détachent sur l'auréole qui se colore. La gracilité du jeune âge disparaît et la voix devient plus grave.

En même temps, avec des malaises qui se traduisent par des pesanteurs, par de la tension et par de la chaleur dans le bas ventre, surviennent des douleurs dans les reins, de légères coliques, une fatigue générale, et quelquefois aux parties génitales des démangeaisons produites par un écoulement muqueux.

L'appétit est irrégulier, capricieux, les digestions sont troublées, les maux de tête fréquents, accompagnés de vertiges, de bourdonnements d'oreilles, d'éblouissements, de nausées, quelquefois de défaillances, de syncopes, de vomissements et d'alternatives de constipation et de diarrhée.

Ces phénomènes physiques et moraux imposent à la mère un double devoir: surveiller la progression du travail menstruel pour éloigner les moindres accidents qui pourraient se produire, principalement si l'enfant est délicate et maladive; puis et surtout, instruire sa fille des causes de ses souffrances et lui faire *connaître* le but final de la menstruation.

Qui mieux qu'une mère peut éclairer sa fille, la consoler, compatir à ses faiblesses, prévenir ses désirs, deviner ses pensées et provoquer ses confidences? N'a-t-elle pas, elle aussi, souffert, n'a-t-elle senti et éprouvé ces aspirations vagues d'un cœur qui s'ignore et ces troubles d'un organisme qui se complète ?

Et que dans cette initiation la mère ne craigne pas de voir disparaître son autorité maternelle; par là au contraire elle s'acquiert le respect, la reconnaissance et l'affection de sa fille, dont elle écarte à jamais cette curiosité instinctive et toujours dangereuse de l'enfant cherchant à connaître ce qu'on veut lui cacher et ce qu'elle finit presque toujours par découvrir, souvent au prix de sa santé ou de son intelligence. Comme l'a dit excellemment Mme Adélaïde Rossetti, à qui nous empruntons ces idées, « l'ignorance chez la jeune fille n'est pas toujours l'innocence ».

Dès lors, prévenue, la jeune fille est préparée. Elle supportera patiemment ce qu'elle saura devoir bientôt prendre fin et la curiosité malsaine sera remplacée par la conscience de sa dignité de femme.

Enfin, par un dernier effort, la nature produit une crise suprême, d'où s'établit définitivement le flux menstruel. Une nouvelle fonction commence chez la jeune fille, qui, désormais femme faite et formée, peut être fécondée et acquiert l'aptitude à la maternité.

Ce travail de formation n'est pas toujours ni si complet ni si apparent; un grand nombre de jeunes filles bien développées et jouissant d'une bonne santé ne s'aperçoivent que peu ou point des effets de la menstruation. Celle-ci s'établit chez elles progressivement, sans secousses ni perturbation de l'organisme et d'une manière pour ainsi dire insensible.

Dans ce cas, il faut laisser agir la nature; pourtant, quelques précautions et quelques soins ne sont pas inutiles; ils seront empruntés à l'hygiène générale applicable à l'établissement de la menstruation.

CHAPITRE II

Hygiène physique et morale applicable aux divers
tempéraments. — Hygiène de la menstruation
régulière. — Hygiène de la menstruation hâtive.
— Hygiène de la menstruation tardive. — Du
corset. — Dangers pour les jeunes filles, pour
les mères.

L'établissement du flux menstruel varie
sous l'influence de causes diverses, telles que
le climat, la constitution, le tempérament,
la vie et l'état social.

Que les règles soient normales, hâtives ou
tardives, la période de crise qui précède leur
apparition et la période qui va jusqu'à leur
cessation, sont soumises à une hygiène
générale.

Il est utile de garder la chambre, d'éviter
les refroidissements brusques du corps et des
extrémités; il est souvent nécessaire de faire
usage de boissons chaudes, telles que les

infusions de tilleul, de mélisse et de feuilles
d'oranger ; de tenir le ventre libre au moyen
d'eaux minérales purgatives et de lavements
émollients où entrent soit le son, soit la racine ou les feuilles de guimauve, soit la graine
de lin ou simplement le miel commun et le
sel de cuisine.

Cette hygiène générale devra subir les
modifications qu'exigeront les divers tempéraments et les cas particuliers à chaque sujet.
Ainsi, la jeune fille douée d'un tempérament
sanguin et d'une bonne constitution, devra
faire usage d'une nourriture saine, douce et
médiocrement abondante. Elle s'abstiendra
en général des stimulants et des excitants,
parmi lesquels nous citerons le café, le thé,
les liqueurs : le vin devra être fortement
mouillé d'eau pure, à moins d'indications
spéciales du médecin. Les bains frais et de
courte durée sont ceux qui conviennent le
mieux à ce tempérament.

A la jeune fille d'un tempérament nerveux,
facilement irritable, convient un régime
mixte, c'est-à-dire ni trop excitant ni trop
débilitant. On fera alterner les viandes noires
avec les viandes blanches, le poisson d'eau

douce, les légumes verts et herbacés cuits, le laitage et les œufs frais peu cuits. Le vin, qui devra autant que possible être de Bordeaux, sera coupé d'eau par moitié aux repas. On évitera les excitants de toute nature. La mère devra surveiller les habitudes de l'enfant, empêcher le travail intellectuel trop soutenu et tout ce qui pourrait éveiller ou entretenir l'instinct sexuel.

Sur ce tempérament les bains tièdes simples ou de tilleul produisent les meilleurs résultats.

Plus que tout autre, le tempérament lymphatique prédispose aux maladies les plus nombreuses et les plus graves ; aussi ne saurait-on trop s'empresser de mettre en usage tous les moyens dont on dispose, sinon pour le transformer complètement, du moins pour l'améliorer.

Nous ne pouvons développer le traitement médical de ces maladies. Il est trop important et demande trop de soins pour être indiqué ici.

L'alimentation sera saine, abondante, composée de viandes noires saignantes, de poisson, de laitage, de beurre et d'œufs.

Le séjour à la campagne dans une habitation saine et très aérée, mais de préférence située aux bords de la mer, complétera cette hygiène avec des bains tièdes, salés, gélatineux, ferrugineux et aromatiques, par des bains de mer et enfin par un exercice modéré et soutenu qui favorisera la croissance.

Enfin, dans tous les cas, lorsque les règles sont survenues, il faut pendant toute leur durée se tenir chauds le ventre et les cuisses au moyen de pantalons et de flanelles. La toilette intime, qui consiste en lotions et ablutions, se fera toujours avec de l'eau tiède, surtout pendant l'hiver où le moindre refroidissement aurait pour effet la suppression des règles, suppression qui pourrait donner lieu à des déviations menstruelles, à des congestions organiques, à des inflammations et des engorgements de la matrice.

Lorsque les règles ne s'établissent pas à l'âge accoutumé, on les dit hâtives ou tardives.

Règles hâtives. On voit assez fréquemment des jeunes filles de dix à douze ans présenter tous les symptômes physiques et moraux d'une menstruation prochaine. Il ne faudrait cependant pas confondre avec le flux menstruel certains écoulements de sang qui se produisent quelquefois par les parties sexuelles sous l'influence des maladies éruptives, telles que la *rougeole,* la *variole,* la *scarlatine,* ou de maladies constitutionnelles, *scrofules, scorbut, syphilis.*

La hâtiveté de la menstruation n'est pas exempte de dangers. Elle peut causer des hémorrhagies fréquentes et abondantes, souvent rebelles à presque tous les traitements ; elle peut causer l'*anémie,* la *chlorose,* les maladies de l'*estomac,* du *cœur* et surtout et souvent la *phthisie pulmonaire.*

Le traitement général des règles hâtives sera, comme nous l'avons indiqué précédemment, en rapport avec le tempérament, la constitution et les conditions particulières de la jeune fille.

On pourra en outre, parfois, faciliter son action par un régime tonique dont la base sera les amers, le quinquina et le fer. Néanmoins ce dernier médicament ne devra être administré qu'avec la plus grande prudence et seulement lorsque le médecin se sera assuré de l'état des poumons de la jeune fille. Personne en effet, malgré les réclames intéressées, ne devrait ignorer combien le fer est nuisible dans certains cas et à certaines constitutions, sur lesquelles il agit en provoquant des congestions organiques toujours dangereuses.

Les bains tièdes et (si la température le permet) les bains de rivière et de mer, pris pendant quelques minutes, seront d'un aide puissant pour ce traitement.

La mère fera tout son possible pour écarter tout ce qui, chez sa fille, pourrait éveiller l'instinct sexuel et exciter certaines habitudes qu'il est, pensons-nous, inutile de préciser.

Règles tardives. Lorsque chez une jeune fille qui a dépassé l'âge ordinaire de la puberté et dont l'organisme est complètement développé, la menstruation n'apparaît pas, il faut rechercher la cause de ce retard, indice presque constant d'un état maladif, soit *local* soit *général*.

Parmi les nombreuses causes de cette anomalie se trouvent la *chlorose*, qui apparaît très souvent au commencement de la puberté ; la *tuberculose*, les altérations, les engorgements, les oblitérations de l'utérus et du vagin. Quelquefois ce retard tient à ce que le développement des organes sexuels n'a pas suivi le développement du reste du corps ; il semble qu'il soit resté en arrière, mais cependant, quoiqu'elle ne soit pas encore réglée longtemps après l'époque habituelle, la femme ordinairement n'en est pas incommodée.

Il arrive enfin assez souvent qu'une jeune fille éprouve tous les signes d'une menstruation prochaine. Celle-ci cependant ne se produit pas, ou bien si elle se produit, la perte du sang est si faible et d'une durée si courte que les malaises précurseurs de la menstruation près de s'établir, loin de cesser, persistent et redoublent souvent d'intensité. Les coliques, les douleurs de reins et du bas-ventre sont plus vives ; la pesanteur, la chaleur et le gonflement du ventre augmentent et sont très souvent suivis des signes de congestion : douleurs de tête plus ou moins violentes, chaleur au visage, bourdonnements d'oreilles, éblouissements, vertiges, nausées, vomissements, étouffements et syncopes.

Il peut encore arriver (et cela se voit quelquefois) que la menstruation se fasse autrement que par les parties sexuelles, et qu'elle soit remplacée par des congestions sur divers organes et par des pertes de sang qui prennent issue par les muqueuses, par le nez, par les gencives, par l'estomac, par la vessie, par les intestins, par les poumons et par d'anciennes cicatrices, etc. Ces hémorrhagies qu'on désigne sous le nom de *règles supplémentaires*, sont des déviations menstruelles qui doivent être ménagées jusqu'au moment où il aura été possible de les rétablir par les voies naturelles. Combattre ces hémorrhagies avant cette précaution, serait compromettre la santé, sinon la vie de la jeune fille.

Le traitement varie suivant la cause du retard de la menstruation. Il a du reste beaucoup d'analogie avec le traitement de l'aménorrhée, auquel nous renvoyons le lecteur.

Du corset. Ce ne sera pas nous écarter de notre sujet que de dire quelques mots sur le corset.

Le corset est particulièrement nuisible à la santé et au développement de la jeune fille.

Son but primitif fut de soutenir les seins. Il se composait alors de bandes d'étoffe qui, passant par-dessus les épaules, venaient offrir à la poitrine un point d'appui. Aujourd'hui il sert surtout à peupler les cimetières.

Une jeune fille n'a pas douze ans qu'on l'enferme dans une carapace qu'on lace à perdre haleine, afin que plus tard elle ait la taille fine, la taille de guêpe, la taille de Sylphide des romanciers.

La malheureuse peut à peine manger, digère mal, respire difficilement, et son corps ne peut que péniblement se mouvoir.

Croit-on que sous cette compression le sang puisse librement circuler, que la respiration puisse se faire convenablement et que les organes internes puissent prendre tout leur développement ? Nous nous moquons des Chinois, qui emprisonnent les pieds de leurs enfants dans des brodequins invraisemblables , nous nous indignons même, et nous faisons cent fois pis. Nous attaquons la génération dans sa source et la vie dans son principe.

Aussi, jusqu'à ce que la jeune fille ait acquis toute sa croissance, faut-il, en dépit de la mode, absolument proscrire le corset. Seulement, mais seulement lorsque les seins auront acquis un certain volume, autorise-rons-nous l'usage du corset et encore sous certaines conditions : c'est qu'il ne fera que soutenir les globes mammaires sans exercer sur eux, ni sur le reste du corps, aucune compression qui puisse entraver ou seulement gêner les fonctions de la respiration, de la digestion et de la circulation, ni enfin les mouvements du corps. En outre, il sera fait d'une étoffe souple, moelleuse et pouvant se mouler sur les contours.

Paradoxe d'un esprit rêveur ! Comme nous sommes loin de ces cuirasses d'acier, de baleines et de satin dans lesquelles s'empri-sonnent nos coquettes ! Si du moins cet instrument n'était pernicieux que pour la vie de celles qui s'y enferment ! Mais on voit des femmes, pour ne rien perdre de la finesse de leur taille, et comme si elles avaient honte de leur maternité, continuer l'usage du corset pendant leur grossesse et se rendre ainsi coupables d'un assassinat bien et dûment prémédité. Les couches arrivent (si toutefois elles arrivent à terme); l'enfant mis au monde n'est pas viable... lorsqu'il n'est pas mort.

Quel châtiment, à votre sens, mérite cette mère ?

On serait tenté de croire qu'il suffit de signaler ces dangers pour en faire disparaître la cause. Ce serait mal connaître le plus grand nombre des femmes. Elles diront toutes qu'elles ne sont pas coquettes, qu'elles ne se serrent pas ; tous les avertissements du monde ne les empêcheront pas de s'étouffer elles et leur filles dans leur corset, pas plus qu'on obtiendra d'elles qu'elles ne se découvrent ni le cou ni les épaules. Elles se soucient bien des grippes, des angines, des bronchites, des pleurésies, des fluxions de poitrine et de la phthisie pulmonaire, qui sont les résultats les plus clairs et les plus certains de ces artifices de la toilette moderne !

CHAPITRE III

Menstruation régulière depuis l'âge de puberté
jusqu'à l'époque de retour. — Symptômes moraux.
— Périodicité des règles, leur durée. — Hygiène.

La jeune fille une fois réglée est une femme
faite et propre à la conception. N'eût-elle que
dix ou douze ans, ses règles seront soumises
à la même périodicité, aux mêmes symptômes et aux mêmes accidents que les règles
des femmes d'un âge plus avancé.

Ce chapitre est donc commun à la jeune
fille et à la femme; il s'applique à toute
menstruation depuis l'âge de puberté jusqu'à
l'époque de retour.

Le flux menstruel normal s'annonce ordinairement par les signes précurseurs suivants:
de vagues et sourdes douleurs se font sentir
dans la région des reins et s'irradient parfois
dans le bas ventre et le long des cuisses; les

seins durcissent, augmentent de volume et sont plus sensibles au toucher; les organes sexuels sont le siège d'une chaleur spéciale, souvent accompagnée d'un léger écoulement blanc et de démangeaisons quelquefois très pénibles; les membres semblent plus lourds et le corps tout entier se ressent d'une lassitude particulière. A ces symptômes s'ajoutent de la pesanteur, de véritables maux de tête, des petits frissons, des impatiences, de l'agacement, de l'irritabilité et des troubles digestifs : les paupières et les lèvres prennent une coloration livide, l'orbite est entouré d'un cercle bleuâtre et d'une légère bouffissure. Parfois se produisent des éruptions diverses à la peau.

Ces phénomènes cessent avec l'écoulement du sang.

Les règles sont ordinairement périodiques. Elles reviennent régulièrement chez les femmes en bonne santé tous les vingt-sept à vingt-huit jours. Leur durée moyenne est de trois à cinq jours; parfois elle n'est que de deux à trois jours, mais elle peut être de six à huit jours, sans qu'il en résulte pour la femme aucun inconvénient.

La quantité de sang perdu par la femme bien portante varie entre 100 et 200 gr.

Hygiène. Lorsque les règles sont régulières, faciles et peu douloureuses, la femme devra seulement garder le calme moral et physique le plus complet. Elle évitera d'une part, les refroidissements et la fatigue, de l'autre les émotions et les excitations intellectuelles qui, en éveillant l'instinct et les désirs sexuels, pourraient amener des congestions et même des hémorrhagies. La femme prendra des précautions dans ses soins de toilette, en ne se servant que d'eau tiède pour ses lotions et ses lavages ; elle cessera l'emploi des bains et des injections et s'abstiendra de tout rapprochement sexuel pendant tout le temps que durera le flux menstruel.

L'alimentation sera mieux choisie, de douce et de facile digestion.

La constipation sera facilement combattue par les eaux minérales purgatives et les lavements émollients et purgatifs.

Si, au contraire, les règles, sans subir les troubles qui font le sujet du chapitre suivant, s'accompagnent cependant de malaises et de douleurs, il faudra favoriser la venue du flux menstruel par des infusions chaudes de tilleul, de feuilles d'oranger, de camomille, de mélisse, d'armoise et de safran, par des applications de linges chauds ou de compresses émollientes sur le ventre, par des bains de pieds simples ou avec la cendre de bois, le sel de cuisine ou la farine de moutarde, par des sinapismes aux cuisses et aux jambes et par des fumigations d'eau très chaude dirigées vers les organes sexuels.

Les règles cessées, revenir aux soins ordinaires et prendre un grand bain.

CHAPITRE IV

La menstruation, quoique bien établie,
subit parfois des troubles assez graves pour
constituer de véritables états morbides. Les
principaux sont : l'aménorrhée (absence de
règles), la dysménorrhée (règles difficiles,
douloureuses) et la ménorrhagie (flux menstruel exagéré.)

AMÉNORRHÉE. Tantôt l'aménorrhée se produit subitement sous l'action de causes
extérieures, soit physiques comme .es chutes,
les coups et surtout les refroidissements

brusques provoqués ou accidentels, soit sous l'action de causes morales, comme une vive émotion, une grande frayeur, un violent chagrin. Ces causes, en produisant l'aménorrhée, déterminent des engorgements, des congestions et quelquefois des inflammations de la matrice qui sont le point de départ de maladies beaucoup plus graves.

D'autres fois, cette absence de règles est le symptôme d'états pathologiques divers, tels que la *chlorose*, l'*anémie*, les *scrofules*, la *phthisie pulmonaire*, la *dégénérescence*, les *difformités* et autres maladies de la matrice et de ses annexes.

Les symptômes de l'aménorrhée se confondent à très peu de chose près avec ceux de l'établissement tardif des règles chez la jeune fille. Cependant ils acquièrent une intensité plus grande et toujours en rapport avec la cause qui produit l'absence du flux menstruel.

Ces symptômes sont : chaleur au visage, violents maux de tête, vertiges, éblouissements, nausées, oppression, étouffements, palpitations, défaillances et douleurs qui, plus ou moins vives dans le bassin, s'irradient dans les reins, les lombes, et se prolongent souvent jusque dans les aines et dans les membres inférieurs.

L'aménorrhée est une cause fréquente de congestions qui peuvent atteindre tous les organes : cerveau, poumons, foie, reins, matrice. Il est aisé de comprendre les fâcheux effets que peut produire cet état congestif presque permanent, surtout si les effets sont de longue durée.

De ces congestions dérive cette anomalie appelée « règles supplémentaires ». Nous avons déjà parlé de ces dernières au chapitre des règles tardives. Nous le répétons : tant que le flux menstruel ne se fera pas régulièrement par les parties sexuelles, il faut bien se garder d'empêcher ces écoulements anormaux du sang.

Traitement. Comme dans toute maladie un traitement n'a de chances de succès que lorsqu'il s'appuie sur la connaissance exacte des causes qui produisent le mal. Les causes de l'aménorrhée sont très variables et peuvent être connexes à des états pathologiques qui réclament toute l'expérience d'un médecin expérimenté. Un examen sérieux et réfléchi est donc nécessaire. Quand le médecin aura découvert la « cause efficiente, » il dirigera un traitement en rapport avec la nature de la maladie et l'état particulier de la malade ; mais, en attendant, on pourra suivre les indications suivantes :

Faire usage de la chaleur sous toutes les formes : grands bains chauds ; bains de siège chauds, douches chaudes, fomentations, compresses et cataplasmes émollients chauds sur le ventre ; injections d'eau chaude ; fumigations avec les feuilles d'absinthe et d'armoise dirigées sur les parties sexuelles ; boissons excitantes chaudes préparées avec les feuilles de menthe, avec la mélisse, l'absinthe, l'armoise et le safran ; lavements préparés avec quelques pincées de poudre d'aloës ; application de sangsues aux aines le plus près possible de la vulve, ou, ce qui vaut infiniment mieux, directement sur le col de la matrice.

Dysménorrhée (règles difficiles, douloureuses). La *dysménorrhée* est ou *nerveuse* ou *congestive*.

La *dysménorrhée nerveuse* résulte d'une

irritabilité nerveuse excessive, d'inflammations, de congestions et de tumeurs de la matrice.

Elle se reconnaît facilement aux crises douloureuses qui accompagnent la menstruation et dont les symptômes apparaissent quelques jours avant l'arrivée de l'époque menstruelle : irritabilité, abattement, malaise général, besoin de solitude; troubles digestifs, appétit capricieux, digestions difficiles, éructations, constipation, gargouillements dans le ventre et dans l'estomac; mal de tête n'affectant souvent qu'un seul côté de la tête et amenant le trouble de la vue. Peu à peu dans le bassin se font sentir des tiraillements, des élancements, qui peuvent s'étendre aux parties environnantes, avec constrictions douloureuses de l'anus et du vagin : de là, difficulté d'uriner et d'aller à la selle. Enfin et assez souvent démangeaisons des parties génitales.

Ces symtômes augmentent ordinairement d'intensité jusqu'au moment où l'écoulement du sang est bien établi : dès lors, ils vont en décroissant et peuvent cesser quelques heures après.

Traitement. Injections chaudes dans le vagin, lavements narcotiques composés avec du laudanum et de la belladone ; bains de siège émollients ; boissons chaudes antispasmodiques préparées avec les fleurs de tilleul, la feuille d'oranger ou la racine de valériane et sucrées avec le sirop d'éther.

Une demi-cuillerée à café d'acétate d'ammoniaque, ajoutée à chaque tasse de l'une ou l'autre des infusions ci-dessus, produit souvent les meilleurs résultats. Onctions avec des pommades narcotiques sur le ventre. Ces derniers moyens ne doivent être employés que sur la prescription du médecin.

La dysménorrhée congestive est ordinairement causée par la trop grande irritabilité des organes sexuels.

Elle s'annonce quelques jours avant le retour des règles par un sentiment de plénitude, d'ardeur et de pesanteur dans le bas ventre et le bassin, par des douleurs compressives vers le sacrum et l'anus, par de fréquentes envies d'uriner ou d'aller à la selle ; viennent ensuite les signes plus ou moins prononcés de congestion cérébrale : visage rouge, œil brillant d'un éclat inaccou-

tumé, vertiges, étourdissements, éblouissements, bourdonnements d'oreilles, vives
douleurs de tête, violents battements du
cœur et des artères du cou.

Traitement. Purgations légères et fréquentes avec les eaux minérales purgatives
(Pullna, Hunyadi-Janos, Sedlitz, Rubinat);
bains tièdes ; injections calmantes et émollientes préparées avec des décoctions de
têtes de pavot, de feuilles ou de racines de
guimauve, de morelle, de belladone, etc. ; et,
moyen plus certain, application de sangsues
près de la vulve.

MÉNORRHAGIE (flux mensuel exagéré). La
ménorrhagie est l'exagération de la perte de
sang lors de l'époque des règles.

On trouve ses causes dans les anomalies
du sang, dans les états morbides de l'organisme utérin, états qui déterminent une congestion périodique excessive sur les organes
du bassin. On les trouve encore dans les
altérations plus ou moins profondes de la
matrice (*métrites, tumeurs, ulcères, polypes, cancers*, etc.), et enfin dans l'irritation

des parties sexuelles produite et entretenue par des excès vénériens.

Les effets de ces sortes d'hémorrhagie sont toujours très fàcheux. Ils peuvent devenir très graves par suite des accidents qui viennent s'ajouter à l'hémorrhagie et dont celle-ci n'est souvent qu'un symptôme.

Traitement. Le traitement varie selon la cause qui détermine l'hémorrhagie ; il est donc du ressort purement médical. Nous ne pouvons qu'indiquer les moyens de combattre la perte de sang, en attendant la venue du médecin.

La malade sera placée dans la position horizontale, le siège plus élevé que le reste du corps, sur un lit dur fait plutôt de paille ou de crin que de laine, la plume devant être proscrite. On couvrira fort peu la malade, à laquelle on donnera le plus d'air possible. On lui fera prendre des boissons froides, des limonades, de l'eau vineuse glacée et du bouillon froid. Application sur le ventre et sur le haut des cuisses de linges tordus, après qu'ils auront été trempés dans de l'eau froide.

CHAPITRE V

Puberté, nubilité, mariage. — Devoirs de la mère,
relativement à sa fille et au futur mari. — Le
mariage source de maladies ou de santé. — Initiation de la jeune fille. — Causes volontaires ou
involontaires des maladies de la femme. — De la
propreté. — Des soins intimes. — Des excès, des
abus, des imprudences dans les rapports sexuels.
— De la fréquence des rapports sexuels, de leur
limite. — De la continence. — Des fraudes ; motifs des fraudes dans l'accomplissement des fonctions génératrices. — Idées absurdes. — Dangers
des fraudes. — Dégradation de la femme qui se
livre aux fraudes. — De la fécondation facultative, son utilité au point de vue humanitaire et
moral.

La jeune fille réglée est pubère, elle est
nubile, elle peut dès lors être fécondée.

L'instinct lui fait désirer de devenir mère :
« c'est la loi de nature ». Elle aspire au
mariage ; elle souhaite une famille qu'elle

entourera de soins, qu'elle verra grandir et qui plus tard lui rendra en joie et en bonheur la sollicitude dont on l'a entourée. Puisse la réalité ne pas jeter à bas tout ce charmant échafaudage, construit avec les rêves de la seizième année et ne pas briser ce cœur qui a si juvénilement foi en l'avenir !

C'est à la mère qui a vécu, qui a souffert tout ce que souffre sa fille, d'achever cette éducation qui lui a coûté tant de peines, et de s'épargner à elle-même des remords, à sa fille les désillusions et le malheur de toute sa vie. Le devoir de la mère est double : elle doit d'abord considérer si sa fille remplit les conditions physiques indispensables et nécessaires dans le mariage, c'est-à-dire si sa fille est bien *conformée*, bien *développée*, *saine* et *régulièrement réglée*; en un mot, si elle est capable de supporter les fatigues et les dangers de la maternité, et de remplir ainsi ses devoirs d'épouse envers son mari, de mère envers ses enfants et de femme envers la société.

La mère doit encore considérer si le futur mari de sa fille offre toutes les conditions physiques et morales pour faire un bon mari.

Elle devra mettre à part toute question d'orgueil ou d'ambition. La loi lui accorde un pouvoir peut-être exagéré sur son enfant : elle ne doit en user qu'avec plus de prudence et de discrétion et ne pas imposer pour mari à sa fille un parent trop rapproché, un homme trop vieux ou affecté d'un vice originel, d'une difformité flagrante, de maladies héréditaires, organiques et constitutionnelles, ou encore fatigué et usé avant l'âge par les abus, les excès et la débauche.

Nous ne sortons pas de notre sujet en donnant ces conseils.

Le mariage peut, en effet, lorsqu'il est contracté convenablement au point de vue hygiénique, agir très favorablement sur la santé des époux et surtout sur la santé des enfants qui naîtront de cette union : au contraire, contracté dans des conditions opposées, le mariage devient une source inépuisable de maladies. Avec les chagrins, les privations, les fatigues et quelquefois les mauvais traitements, viennent l'anémie, les maladies de l'estomac, de la poitrine, les maladies nerveuses, les maladies des organes sexuels et les affections générales les plus complexes.

Et quels enfants peuvent naître de pareils mariages ?

Le second devoir qui incombe à la mère est d'initier de très bonne heure sa fille à tous les devoirs et à toutes les charges que le mariage impose à la femme.

La jeune fille est inexpérimentée. Elle voit l'avenir sous les plus riantes couleurs. Il faut que la mère lui donne des notions franches et exactes sur la vie qui se résume dans cette célèbre phrase : *nasci*, *laborare*, *mori*; naître, peiner, mourir. Il faut qu'elle lui dise que tout être en ce monde a des devoirs à remplir, que le mariage est une chose sérieuse, qu'il n'est pas un moyen de désœuvrement ou une longue suite de plaisirs et de joies sans but ni sans utilité; que la femme, en se mariant, contracte un engagement et qu'elle a des charges et des responsabilités dignes de réflexion.

La jeune fille devenue femme remplira ses devoirs avec d'autant plus d'intelligence et de dévouement qu'elle ne se fera plus d'illusions. Débarrassée de rêves remplis d'espérances trop flatteuses pour n'être pas souvent mensongères, elle comprendra mieux la grandeur de sa mission et elle cherchera son bonheur dans la satisfaction de la tâche accomplie.

La période qui s'étend depuis la puberté (*apparition des règles*) jusqu'à l'époque de retour (*cessation de la menstruation*) est en quelque sorte l'étape la plus longue et la plus périlleuse de toutes, sans que pourtant, par la délicatesse de ses organes ou par les fonctions dont l'a douée la nature, la femme soit prédisposée plus que l'homme à des maladies.

Celles-ci proviennent de causes dépendantes ou indépendantes de sa volonté.

Les causes indépendantes de la volonté qui produisent par elles-mêmes ou aggravent les maladies existantes, sont les déplacements de la matrice, les refroidissements fortuits, les émotions violentes, la peur, les coups, les accidents qui amènent la suppression brusque des règles et donnent lieu à des congestions organiques affectant de préférence la matrice ; ces congestions produisent souvent des engorgements, des inflammations aiguës et chroniques. Il faut encore y ajouter les maladies constitutionnelles et héréditaires, les chagrins, la misère, le tempérament lympha-tique. Or, toutes les maladies produites par ces causes que la volonté ne peut empêcher, toutes ces maladies réunies ne sont à peu près que dans la proportion de un à quatre, si on les compare aux maladies qui provien-nent du fait de la femme ou de causes dépen-dantes de sa volonté : négligence, abus, imprudences, excès, fatigues et quelquefois manque de soins de propreté.

La propreté, si nécessaire chez l'homme, est *absolument indispensable* à la femme sou-cieuse de sa santé. Il semblerait que la recommandation soit superflue; cependant il n'est que trop vrai que beaucoup de femmes qui portent de brillantes toilettes n'ont de très propre que ce que tout le monde peut voir. Elles paraissent avoir pour l'eau la même antipathie que Louis XIV, ou que ces vieilles Espagnoles qui se croiraient damnées si elles prenaient un bain.

Les soins de propreté auront un double avantage : 1° ils empêcheront certaines ma-ladies des parties génitales, telles que déman-geaisons, rougeurs, cuissons, éruptions et écoulements vaginaux ; 2° ils empêcheront le mari de s'éloigner de sa femme, tous les maris n'ayant pas les goûts du roi Henri IV.

L'amour est délicat et souvent bizarre ; il vient vite, mais un rien suffit pour le faire envoler plus vite encore. De la répugnance qu'inspire à l'homme une femme qui se néglige, il n'y a pas loin pour le conduire de l'indifférence au dégoût, puis à l'éloignement du foyer conjugal. Adieu le bonheur, peut-être sans retour ! le mari cherche ailleurs cette propreté qu'il ne trouve pas auprès de lui. Que de femmes ne doivent leur abandon qu'à cette négligence des soins du corps !

Les soins intimes de la femme consistent en ablutions fréquentes, surtout en été, en lavages, lotions et injections vaginales à l'eau pure, mais jamais trop froide ni trop chaude ; on pourra avec avantage ajouter à cette eau quelques gouttes d'eau de Cologne ou d'un bon vinaigre de toilette. Nous en donnons quelques bonnes recettes dans la seconde partie de ce volume.

Les injections et les ablutions seront rendues calmantes et émollientes en faisant bouillir, soit des feuilles ou de la racine de guimauve avec de la morelle et une ou deux têtes de pavot par litre d'eau. On pourra remplacer la racine de guimauve par le son ou la graine de lin. Les injections seront astringentes et auront pour effet de resserrer les tissus et de leur donner une certaine fermeté, lorsqu'elles seront préparées avec des décoctions de feuilles de noyer, d'écorces de chêne, de roses rouges de Provins, de noix de galle, ou que l'eau contiendra en dissolution du borate de soude, du tannin, de l'extrait de Saturne, de l'alun ou tout autre agent chimique astringent. Ce n'est que dans le cas de pertes blanches abondantes, avec relâchement des parties sexuelles, qu'on aura recours à ces derniers médicaments.

Outre les injections et les ablutions quotidiennes, la femme en bonne santé doit prendre au moins un bain par semaine en hiver et deux bains par semaine en été.

Mais pendant ses règles, elle ne saurait s'entourer de trop de précautions pour éviter à son mari la vue de ces réalités vulgaires auxquelles l'a assujettie la nature et qui sont faites pour détruire tout prestige et toute illusion, sur quoi se fonde beaucoup l'amour.

Nous avons vu que de nombreuses maladies proviennent d'imprudences, comme
lorsque la femme provoque un refroidissement pour empêcher ses règles ; mais, elles
proviennent |surtout des excès vénériens et
des fraudes dans l'accomplissement des fonctions génératrices.

Dans les premiers temps du mariage, alors
que le mari et la femme sont encore amants,
ils ne peuvent contenter leurs désirs ni se
rassasier de leur amour. Leurs rapports trop
fréquents sont souvent pratiqués avec violence. Aveuglés par la passion et par l'attrait
de la nouveauté, ils ne songent à rien : le
mari est malade ; la femme est épuisée, elle
languit, elle souffre du corps et des organes
sexuels, elle a ses règles ! Il n'importe, on
continue jusqu'à ce que la satiété survienne,
que la force manque, ou que la maladie
arrive.

Le moins qui puisse résulter de ces rapports trop répétés est la fatigue et l'énerve-
ment ; mais le plus souvent ne tardent pas
à apparaître des troubles locaux et généraux,
tels que l'irritation, les rougeurs, les démangeaisons, les érosions, les contusions et

quelquefois la déchirure des parties génitales. Bientôt naissent des excoriations et des ulcérations de la vulve. Le vaginisme qui s'ensuit quelquefois a pour effet de rendre très difficiles, très douloureux et même impossibles les rapports sexuels. Puis, ce sont des pertes blanches, des troubles de la digestion, des palpitations, la faiblesse et la pâleur (signes d'anémie), les affections nerveuses (névralgie et névrose), les maladies de la poitrine, de l'estomac et du cœur.

La fréquence des rapports sexuels doit être en relation, non pas avec l'amour ou avec la passion, mais avec la constitution, le tempérament, la force et la santé. Une constitution faible, délicate et maladive exige, sinon une réserve complète, du moins une très grande modération. Par contre, lorsque la constitution est vigoureuse, la santé robuste, les sens ardents, la retenue qu'il faudra garder est moins sévère. Comme l'a dit un auteur, « l'âge pourra servir de mesure : de vingt à trente-cinq ans, vivre sur le revenu, de trente-cinq à quarante-cinq faire des économies, à partir de quarante-cinq ans vivre sur le capital. »

On peut d'ailleurs poser ce principe : les rapports sexuels doivent produire une sorte de détente agréable et un sentiment de délassement indéfinissable. Toutes les fois qu'ils produisent la fatigue, une certaine torpeur physique et comme une sorte d'hébétude mentale, il faut s'arrêter et donner à la nature le temps de réparer les forces perdues; cela sous peine de faiblesse générale, de pertes blanches abondantes, d'engorgements, de congestions, d'ulcérations, d'hémorrhagies utérines, d'ébranlement des centres nerveux, de névroses diverses, de maladies du cœur, de l'estomac et de la poitrine.

Le corps, en effet, ne peut fournir dans un temps donné qu'une somme de forces. Dépasser ce maximum, c'est l'obliger à un travail immodérée, engager l'avenir et ruiner la machine humaine.

Aussi bien le rapprochement des sexes n'a pas pour but final la volupté. Celle-ci n'est qu'un attrait, un aiguillon pour engager l'homme à reproduire son espèce; elle ne doit pas être recherchée pour elle-même. C'est une nécessité qui s'impose et à laquelle on doit satisfaire au même titre qu'aux autres fonctions et aux besoins créés par la nature.

Pour n'être pas nuisibles, les rapports ne doivent avoir lieu ni pendant les maladies, ni pendant les époques menstruelles, mais seulement en bonne santé, lorsque le besoin s'en fait sentir; sans que le désir soit provoqué par des gestes, des propos, des lectures, la vue d'objets ou de spectacles lascifs.

Le moment le plus favorable est la nuit, un peu avant le sommeil, mais toujours après la plus *complète digestion.*

Cependant il ne faudrait pas éviter le mal pour tomber dans un excès contraire. Pour beaucoup de natures fortes et exubérantes, la continence trop longtemps et trop sévèrement soutenue n'est pas beaucoup moins dangereuse que l'abus. La suppression des fonctions organiques amène souvent l'atrophie de l'organe qui est le siège de la fonction et simultanément produit des troubles qui peuvent s'étendre à l'économie tout entière. La constitution, le tempérament, prendront peut-être le dessus; mais, sous les apparences d'un calme acheté au prix de souffrances passées, se cachent les affections nerveuses de toute espèce et les maladies les plus graves, soit du cœur, de l'estomac, de la poitrine et des organes de la génération.

Du moins toutes les maladies qui proviennent des causes que nous venons d'énumérer ne sont pas toujours sans remède.

La fatigue et les dérivés des rapprochements sexuels trop fréquents disparaissent sous l'action des soins médicaux, aidés d'une continence temporaire ou !de la modération.

La trop longue continence et ses effets se corrigent par l'exercice. Qui n'a vu la santé venir comme par enchantement à des jeunes filles après leur mariage, à des jeunes veuves après une nouvelle union, à des femmes mariées à mesure qu'elles ont des enfants?

Il est pour les maladies des femmes un autre ordre de causes beaucoup plus graves, plus fréquentes et plus dangereuses.

Nous voulons parler des fraudes dans l'accomplissement des fonctions génératrices. Certes ce sujet est d'un maniement difficile : car, sans vouloir fournir un aliment à des imaginations déréglées ou corrompues, il nous faut nous appesantir sur des idées ou nous servir d'expressions dont la crudité et la licence ne peuvent se faire pardonner que par l'excellence du but poursuivi.

C'est le cas de dire avec le Comique :

Au moins, je vais toucher une étrange matière ;
Ne vous scandalisez en aucune manière ;
Quoique je puisse dire, il doit m'être permis,
Et c'est pour vous convaincre, ainsi que j'ai promis.

Le lecteur devra donc, comme le médecin et comme le moraliste, se placer au-dessus des susceptibilités d'une vaine et fausse pudeur.

Le but des fraudes est double : soustraire la femme à la reproduction et provoquer chez elle une excitation artificielle, soit pour obtenir le maximum de la volupté, soit pour réveiller des sens endormis par l'âge ou par l'abus du plaisir.

Souvent la femme n'est pas la vraie et seule coupable, et la responsabilité retombe sur une famille qui, par ambition, par orgueil ou par intérêt, a livré la femme à un homme usé qui, pour tromper son impuissance ou la cacher à sa femme, ne craint pas d'user des moyens les plus compromettants pour la santé de tous les deux.

D'autres fois, le mari et la femme décident d'un commun accord qu'ils n'auront qu'un ou deux enfants, afin que leur fortune soit moins divisée, afin qu'ils puissent donner à ces enfants une éducation et une instruction qui poussent à des espérances souvent déçues.

Il entre dans ce calcul une bonne part d'égoïsme, mais cependant moins que dans la résolution de celle-ci qui ne veut pas d'enfants, parce qu'elle ne pourrait pas jouir de l'aisance et du luxe diminués par des bambins pour lesquels il faut toujours faire des sacrifices, toujours dépenser et toujours se priver.

D'autres femmes enfin ne veulent pas d'enfants parce qu'elles redoutent l'accouchement et ses suites. Elles ne songent pas sans effroi aux risques que pourraient courir leurs charmes. Inutile de leur dire que la grossesse, l'accouchement, l'allaitement et les soins à donner à l'enfant sont loin d'être désastreux pour la santé et pour la beauté ; que c'est au contraire chez les femmes qui ont eu *beaucoup d'enfants* que la santé est la plus florissante ; que les maladies utérines sont plus rares et que l'époque du retour est le moins exposée aux accidents; inutile de leur dire que les femmes stériles sont pour l'ordinaire plus maladives, plus irritables, plus acariâtres et plus hâtivement flétries que les femmes fécondes.

La femme coquette et égoïste ne veut rien entendre. Sacrifiant tout le présent à l'avenir, elle prétend avoir tous les avantages de son sexe sans en avoir les inconvénients.

« On veut, comme dit Rousseau, faire un « ouvrage inutile, afin de le recommencer « toujours, et l'on tourne au préjudice de « l'espèce l'attrait donné pour le multiplier. » Bien loin de ne pas connaître la volupté, elle en connaîtra tous les raffinements ; mais elle est sur la pente fatale. La nature crie, se révolte ; elle la satisfait en la trompant par d'indignes artifices. Seulement, peu à peu les sens s'émoussent. Ces raffinements ont ceci de funeste qu'ils mettent en jeu tout l'organisme, en tendent tous les ressorts et produisent une surexcitation prolongée que termine une secousse plus violente. C'est alors que, possédée par une passion excessive, la femme ne reculera devant aucun de ces excès que l'imagination a peine à concevoir.

Mais cette beauté préférée à des enfants ne dure guère; les yeux perdent bientôt leur éclat, le teint se plombe, les rides se creusent et tendent la peau qui jaunit, la poitrine se sèche et tombe, les chairs deviennent molles et flasques, l'esprit, la mémoire disparaissent, de sourdes maladies rongent et minent cette organisation qui, jadis si saine et si robuste, est prématurément usée.

Et de cette jeunesse orgueilleuse de ses charmes, de cette femme qui eût pu vivre doucement, aimée et respectée de son mari et de ses enfants, il ne reste plus qu'un cadavre ambulant, pour qui la médecine et la chirurgie ne peuvent rien, qui échoue misérablement dans une maison de santé ou se disloque et se décompose sous les yeux d'une famille effrayée, et à qui les souffrances ne laissent que quelques moments de répit pour regretter une absurde folie et voir avec désespoir toutes ses espérances et tout son bonheur perdus.

Qu'elles soient inspirées par un motif ou par un autre, ces pratiques sont-elles dignes d'une femme honnête, d'une mère de famille?

Pense-t-elle que se laisser aller à ces inavouables voluptés, ce n'est pas se dégrader, ce n'est pas perdre à jamais ce prestige, cette auréole de pudeur et de modestie qui commandent le respect et qui sont pour la femme le moyen le plus sûr de conserver à la fois sa dignité et le bonheur conjugal ?

Il y a longtemps que N. Chorier disait : « Cette femme-là est heureuse, dont son mari fait le plus grand cas; par conséquent malheureuse est la destinée de la femme que méprise son mari, fût-elle comblée des dons de la nature et des mérites de la vertu. Les maris mesurent l'opinion qu'ils conçoivent de nous (c'est une femme qui parle) au nombre de vertus qu'ils voient briller en nous. Ils ne jugent pas dignes de leur amour celles qu'ils ne croient pas vertueuses. Ils ne nous aiment que s'ils nous croient honnêtes et s'ils nous voient parées de toutes les vertus. »

Plus tard, alors qu'à l'amour ardent succèdent l'amitié, l'estime, faites d'une vie calme, simple et de doux souvenirs, ces odieux raffinements apparaîtront sous leur véritable jour. La femme haïra son mari; le mari méprisera sa femme. Triste ménage !

Est-ce à dire cependant que la femme doit se montrer indifférente, trop réservée, revêche et froide à l'égard de son mari, et qu'elle doit repousser ses avances ou lui refuser ses faveurs? En aucune façon. Elle doit au contraire se montrer tendre, prévenante, empressée, complaisante, hors le cas d'indisposition, de maladie ou de chagrin. Elle prendra sur elle-même d'accorder ce qui fait le but du mariage et feindra au besoin (ce mensonge est permis) un plaisir que l'homme ne goûte complètement qu'à la condition de le voir partagé. Sinon, le mari ne tardera pas à déserter le lit conjugal et à chercher ailleurs des amours moins maussades.

Est-ce à dire encore que, selon nous, l'accouchement n'est qu'un jeu et que les femmes doivent faire des enfants sans trêve ni repos? Nous ne sommes pas sans savoir que l'accouchement n'est pas toujours exempt de dangers ni de douleurs, et qu'il peut avoir une issue funeste pour la santé et même pour la vie. Ces cas sont heureusement fort rares et sont généralement dus à des imprudences, à des vices de conformation, à des maladies anciennes. Mais enfin nous comprenons que les femmes délicates, de faible constitution, mal conformées, atteintes ou seulement soupçonnées de maladies organiques, redoutent la fécondation et s'abstiennent. Dans ces cas, les fraudes, pour être plus excusables, n'en sont pas moins dangereuses.

Des intéressants travaux de MM. les docteurs Avrard de Bordeaux, Pouchet de Rouen, Mayer de Paris etc., il ressort que la femme ne peut être fécondée à partir du quinzième jour qui suit l'arrivée des règles jusqu'au jour où apparaissent les règles suivantes.

Pourquoi dans certains cas la femme ne profiterait-elle pas de ce délai pendant lequel les organes sexuels se reposent et se préparent à un nouveau travail ?

Cette théorie a été l'objet de vives critiques.

Cette fécondation, ainsi rendue facultative, va jeter, a-t-on dit, le trouble dans la société, saper les bases de la famille et faire décroître la population.

La vérité est qu'au point de vue utilitaire, comme au point de vue sentimental, ni la population ne décroîtra ni la famille ne sera atteinte dans ses bases.

Les chiffres de la nativité ne diminueront pas, mais bien ceux de la mortalité, des avortements et des infanticides.

La morale aurait tout à gagner si ces pratiques dégradantes et dangereuses (quand elles ne sont pas criminelles) sont remplacées par un moyen qui permettra à la femme de conserver son honneur et sa santé.

La famille sera-t-elle détruite parce que le mari n'aura pas à faire de sa femme une prostituée, parce que la femme sera relevée dans sa dignité et parce que les enfants seront désirés, voulus? Si la femme devient grosse, ce sera de son propre consentement et du consentement de son mari. Ce concours de volonté doublement et clairement exprimé n'est-il pas une garantie que les enfants qui viendront à naître seront entourés des soins et de la sollicitude des mères, qu'ils seront reconnus, qu'ils ne subiront pas des privations de toute sorte, ne seront pas accablés de mauvais traitements ni envoyés en nourrice où les pauvres petites créatures trouvent presque toujours la mort?

D'ailleurs, en face de la mortalité infantile croissante, il y a création exagérée au détriment de l'espèce.

En indiquant la manière de régler la force vitale, il importait donc d'engager l'homme à s'arracher à l'excitation permanente des sens et la femme à ne pas s'exposer à des couches trop fréquentes.

Nous demandons maintenant si aux points de vue médical, moral, utilitaire et social, la théorie de la fécondation facultative n'est pas préférable à la théorie qui amène chez la femme ces troubles moraux et physiques les plus graves ?

CHAPITRE VI.

De la grossesse, de ses symptômes. — Soins hygiéniques et médicaux. — Accouchement, soins et
hygiène de l'accouchée. — De l'allaitement. —
Sevrage.

Il n'entre pas dans le cadre de ce petit volume d'indiquer combien le sort de la fécondation dépend de l'état organique, physiolo-
gique et mental de chacun des deux conjoints,
ni combien sur la reproduction influent les
maladies constitutionnelles ou héréditaires,
les maladies organiques, l'âge, l'état de santé
et la façon même dont s'accomplit la fonction
génératrice.

Nous dirons seulement que la grossesse
pourra être soupçonnée toutes les fois que
chez une femme ordinairement bien réglée,
à la suppression de la menstruation s'ajoutent les symptômes suivants : troubles ner-

veux de la digestion, nausées, éructations acides ou éructations de gaz provenant de l'estomac, appétit capricieux, répugnance pour les aliments, vomissements, tristesse, évanouissements passagers. Bientôt les goûts se pervertissent, et avec une persistance surprenante sont manifestés les désirs les plus singuliers, pour les choses les plus nuisibles, les plus indigestes et même les plus malpropres.

Plus tard, en même temps que la matrice se développe, la femme éprouve de fréquentes envies d'uriner et une constipation parfois opiniâtre; dans quelques cas au contraire, la diarrhée suit les débuts de la grossesse. Les parties génitales sont plus ou moins tuméfiées. La compression de l'utérus sur les vaisseaux et les nerfs du bassin produit les fourmillements, les crampes, la dilatation variqueuse des veines et le gonflement des membres inférieurs, qui deviennent lourds et engourdis. Tous ces symptômes peuvent être exagérés par la constitution.

L'utérus, en acquérant un développement plus grand que le développement ordinaire, amène la gêne de la respiration. La grossesse probable devient certaine par les mouvements du fœtus.

En même temps on remarque un gonflement progressif des seins qui deviennent le siège de picotements douloureux. Leur auréole prend une coloration plus foncée, se mouchette et se couvre de petits tubercules saillants. Lá salivation est quelquefois augmentée; elle peut devenir assez abondante pour entraîner le dépérissement de la femme.

Enfin, assez fréquemment le vagin est le siège d'une secrétion abondante, cause d'éruptions et d'insupportables démangeaisons.

Soins hygiéniques. Lorsque les habitudes sont bonnes et régulières, la femme n'aura rien à y changer; ces habitudes sont-elles mauvaises et la femme est-elle dans de mauvaises conditions de santé, il convient d'améliorer les unes et de remédier aux autres.

La nourriture sera de quantité moyenne, saine, très variée et facilement digestible. Il faut éviter les excitants alcooliques et les épices (café, thé, bière, cidre, liqueurs). Les promenades seront fréquentes et régulières : elles se feront au grand air, à pied autant que possible, mais n'iront pas jusqu'à la fatigue. Les vêtements amples et, selon les saisons, faits d'étoffes plus ou moins légères, plus ou moins chaudes, ne devront, pas plus que le corset, ni exercer de compression sur les organes, ni gêner les mouvements du corps. La poitrine, l'estomac, le ventre, les hanches doivent être libres d'entraves.

Avec tout ce qui peut réveiller les désirs sexuels (bals, soirées, spectacles, etc.), on évitera les émotions, les secousses trop vives, la fatigue, les exercices violents et pénibles et en général les excès de toute sorte.

Les rapports vénériens, s'ils ont lieu, seront prudents et modérés, surtout pendant les premiers et les derniers mois de la grossesse, car ils peuvent déterminer soit la fausse couche, soit l'accouchement prématuré.

Les soins de propreté sont les mêmes que ceux qui ont été précédemment indiqués, les lotions et les injections se feront avec de l'eau pure ou avec de l'eau contenant par litre une cuillerée à café de borate de soude et quelques gouttes d'eau de Cologne. Dans tous les cas les injections seront tièdes et poussées avec une très grande douceur.

L'usage des bains frais et tièdes sera continué à moins de contre-indications spéciales.

En outre des soins de propreté, toujours bienfaisants, il est bon de se mettre en garde contre certains symptômes de la grossesse qui ne laissent pas d'être désagréables et d'avoir des inconvénients.

Contre les acidités, les troubles digestifs, les aigreurs et les gaz de l'estomac, aux repas on coupera le vin avec une eau minérale alcaline légère ou forte selon les cas, ou bien avec cette préparation :

Eau filtrée	1 litre.
Bi-carbonate de soude	5 à 10 grammes.
Racines de gentiane	5 —

Laisser macérer 12 heures.

Chaque jour, entre les repas, on prendra, délayés dans un quart de verre d'eau sucrée ou dans une infusion faite de feuilles d'oranger et de deux ou trois têtes de camomille, un ou deux des paquets dant la formule suit :

	Gram.	Cent.
Bi-carbonate de soude	10	»
Magnésie calcinée	10	»
Carbonate de chaux	10	»
Rhubarbe	5	»
Poudre d'opium brut	»	50
— de noix vomique	»	25

Mêlez et divisez en cinquante paquets égaux.

De plus, aussitôt après les repas, s'il y a tendance à la diarrhée, on prendra un verre à bordeaux de vin composé par partie égale de vin de gentiane et de vin de Colombo.

Contre les vomissements, on emploiera d'abord les boissons glacées, la glace, la limonade gazeuse, l'eau de seltz, le champagne, la potion de rivière préparée en deux flacons, et, si ces moyens sont insuffisants, dans la journée quelques cuillerées d'une solution de 5 grammes de bromure de potassium ajoutée à 60 grammes de sirop d'éther et 60 grammes de sirop de fleurs d'oranger.

Le lavement suivant pris une demi-heure avant les repas nous a toujours donné de bons résultats :

| Infusion de valériane | 250 gram. |
| Chloral hydraté | 1 — |

Le lavement sera conservé au moins quelques heures.

La constipation sera combattue par les lavements émollients et légèrement purgatifs, préparés avec du son, de la racine de guimauve ou de la graine de lin. Pour les rendre plus actifs, on ajoutera l'une ou l'autre de ces substances : miel commun, sel de cuisine, sulfate de magnésie ou de soude (une petite cuillerée à bouche), miel de mercuriale (trente à soixante grammes), huile de ricin. Dans le même but, on fera un usage presque quotidien d'une petite quantité d'eau minérale purgative (Pullna , Unyadi-Janos, Sedlitz, Rubinat, etc.) Enfin le régime sera rafraîchissant.

La salivation exagérée cède ordinairement aux gargarismes astringents ou iodés.

Contre les pertes blanches, on fera usage

d'injections légèrement astringentes. Ces injections seront préparées avec une poignée d'écorce de chêne concassée, ou de noix de galle (vingt grammes), de roses rouges de Provins (quinze grammes), qu'on fera bouillir pendant cinq à dix minutes dans un litre d'eau.

On peut encore employer, toujours pour un litre d'eau, soit le tannin à la dose de cinq à dix grammes, le sulfate d'alumine (cinq à dix grammes), le borate de soude (cinq à quinze grammes), soit enfin l'extrait de saturne (une cuillerée à café par litre d'eau).

Les démangeaisons de la vulve seront combattues par des lotions et des compresses d'eau de goudron contenant, par litre, quinze à vingt grammes de borate de soude, par des lotions et des compresses d'eau chloraée. Les excoriations de la vulve seront guéries ou évitées par des applications de compresses d'eau blanche, ou de linges enduits de cérat ou de glycérine saturnée et laudanisée.

ACCOUCHEMENT. *Hygiène et soins de l'accouchée.* Bien que ce sujet soit plutôt du ressort du médecin accoucheur ou de la sage-femme appelés auprès de la mère prête à accoucher, nous ne pouvons nous dispenser d'indiquer à grands traits quels soins doivent suivre et quels soins doivent présider à l'accouchement, à l'allaitement et au sevrage de l'enfant.

La délivrance opérée, les soins de propreté terminés et la femme changée de linge, elle sera transportée dans un autre lit, où elle devra séjourner jusqu'à ce que la fièvre de lait soit passée. Entre ses jambes on placera une serviette légèrement chauffée, que l'on renouvellera autant de fois qu'il sera nécessaire. Pendant les deux premiers jours, on accordera pour boisson une infusion faible de fleurs de tilleul et de feuilles d'oranger ; cette infusion ne sera ni trop chaude ni trop froide. Du bouillon et deux ou trois potages très légers constituent seuls un régime qui sera d'autant plus sévère que la femme ne *devra pas nourrir*.

La propreté joue ici un rôle des plus importants. C'est d'elle que dépend le prompt rétablissement de la malade. Il ne faudra pas négliger d'enlever le linge souillé et de le remplacer par un autre préalablement chauffé, de laver à plusieurs reprises les parties génitales de la femme avec de l'eau tiède contenant quelques gouttes d'acide phénique, une petite quantité de phénol ou de vinaigre antiseptique de Pennès, ou bien encore avec une décoction émolliente et aromatique préparée avec les feuilles de guimauve, le son et les espèces aromatiques. Ces lavages répétés seront pratiqués au moyen d'une éponge très douce. On renouvellera l'air avec précaution, surtout pendant la nuit et pendant les saisons froides.

La fièvre de lait passée, l'accouchée pourra être changée de lit le matin et le soir. Dans ce but et pour plus de facilité on placera tête bèche deux lits l'un contre l'autre, on saisira la femme sous les jarrets et sous les reins, on lui fera faire un demi-tour ; elle occupera dans le deuxième lit la position qu'elle doit occuper.

Il est très important que la femme urine peu de temps après son accouchement. Si elle n'urinait pas, on devra en avertir l'accoucheur, à qui il faut également rendre compte des selles de l'accouchée et de la quantité de sang perdu. Un moyen réussit très souvent à faire uriner, il consiste à faire tomber de haut dans un vase sonore un filet d'eau.

Il est prudent que la femme reste au lit au moins quinze jours. Si aucun accident ne vient compliquer les suites naturelles de l'accouchement, on pourra dès le huitième jour permettre à l'accouchée de se mettre sur un fauteuil et, après le quinzième jour, de marcher dans la chambre. Dès lors, et si le temps le permet, la femme pourra prendre l'air à la fenêtre, mais en ne négligeant aucune précaution contre les refroidissements. Huit jours après ces exercices dans la chambre, les sorties au dehors seront permises, à la condition de ne les faire ni trop tôt le matin, ni trop tard dans la soirée.

La constipation sera combattue par les moyens déjà indiqués: lavements émollients ou faiblement purgatifs et eaux minérales purgatives.

Lorsque la mère ne doit pas nourrir, on emploiera les purgatifs plus actifs. Ils sont les meilleurs anti-laiteux.

DE L'ALLAITEMENT. La femme ayant mis

au monde un enfant, il semble tout naturel qu'elle l'allaite. Mais le plus souvent il n'en est rien. Depuis des siècles, médecins et philosophes ont proclamé ce devoir de la mère, la question a été traitée surtout par Rousseau avec une admirable éloquence.

En retour de l'allaitement, il promettait « aux mères un attachement solide et constant « de la part de leurs maris, une tendresse « vraiment filiale de la part de leurs enfants, « l'estime et le respect du public, d'heu-« reuses couches sans accidents et sans suite, « une santé ferme et vigoureuse, enfin le « plaisir de se voir un jour imiter par leurs « filles et citer en exemple à celles d'autrui. »

Ce profond et merveilleux génie avait compris tout l'intérêt de l'allaitement par la mère « Point de mère, dit-il, point d'enfant. « Entre eux les devoirs sont réciproques et « s'ils sont mal remplis d'un côté, ils seront « négligés de l'autre. L'enfant doit aimer sa « mère avant de savoir qu'il le doit. Si la voix « du sang n'est fortifiée par l'habitude et par « les soins, elle s'éteint dans les premières « années, et le cœur meurt pour ainsi dire « avant que de naître. »

Le devoir est quelquefois pénible. Soit. Aussi s'en dispense-t-on volontiers. Et Rousseau dans un joli tableau de quelques lignes nous montre « le petit manège des jeunes « femmes qui feignent de vouloir nourrir « leurs enfants. » « On sait, dit-il encore, se « faire presser de renoncer à cette fantaisie : « on fait adroitement intervenir les époux, « les médecins, surtout les mères. Un mari « qui oserait consentir que sa femme nour- « risse son enfant, serait un homme perdu. « L'on en ferait un assassin qui veut se dé- « faire d'elle. »

« Mais si le devoir des femmes n'est pas « douteux, on dispute si dans le mépris « que la plupart en font, il est égal pour « les enfants d'être nourris de leur lait ou « d'un autre. »

Rousseau pensait, et tous nos maîtres pensent avec lui que le lait de la mère est préférable à tout autre, car ce lait a la plus grande influence sur le *moral* aussi bien que sur le physique de l'enfant. « Cependant « mieux vaut que l'enfant suce le lait d'une « nourrice en santé que d'une mère gâtée, s'il

« avait quelque nouveau mal à craindre du
« sang qui l'a formé. »

Plusieurs partis se présentent donc à la mère nouvellement accouchée : ou nourrir elle-même, ou donner son enfant à une nourrice, ou l'élever au biberon, ou enfin adopter l'allaitement mixte où le biberon vient en aide au sein.

Nous avons dit que la mère doit nourrir son enfant. « Elle ne partage pas ou plutôt « n'aliénera pas son droit de mère. » Elle n'aura pas à craindre ce que Rousseau a si bien décrit : « Ces douces mères qui, débar- « rassées de leurs enfants, se livrent gaiement « aux amusements de la ville, savent-elles « cependant quel traitement l'enfant dans « son maillot reçoit ou souffre au village ? « Au moindre tracas qui survient, on le sus- « pend à un clou comme un paquet de « hardes ; et tandis que, sans se presser, la « nourrices vaque à ses affaires, le malheu- « reux reste ainsi crucifié. Tous ceux qu'on « a trouvés dans cette situation avaient le « visage violet ; la poitrine fortement com- « primée ne laissait pas circuler le sang ; il « remontait à la tête, et l'on croyait le patient

« fort tranquille, parce qu'il n'avait pas la
« force de crier. »

L'allaitement exclusif par la mère est le
seul vraiment bon, le seul vraiment profi-
table pour l'enfant. C'est au sein ma-
ternel que se forment les plus beaux et les
plus vigoureux enfants.

Tout est admirablement prévu pour rendre
la mère apte à l'allaitement.

Dans les premiers jours qui suivent
l'accouchement, le lait sécrété qui remplace
le *colostrum* qui se produit vers le sixième
mois de la grossesse a des propriétés particulières, qui facilitent au nouveau-né l'éva-
cuation de la matière fécale noire ou *méco-
nium* et rendent souvent inutile le sirop de
chicorée ou de fleurs de pêcher.

Dix jours environ après, par une gradation
merveilleuse dans la quantité et la qualité
du lait, le lait véritable apparaît. Aucun
aliment ne saurait lui être comparé.

L'allaitement n'est pas moins utile à la
santé de la mère. L'expérience le prouve. La
femme qui ne nourrit pas est exposée à une
série de petits accidents qui peuvent dégé-
nérer en maladies graves.

Mais, il faut l'avouer, toutes les femmes ne sont pas aptes à l'allaitement.

Il est des raisons majeures, de santé ou de conditions sociales, devant lesquelles il faut s'incliner, et d'avance nous interdirions cet allaitement aux femmes faibles et chétives. Il est interdit encore toutes les fois qu'une femme a toussé et maigri pendant et surtout à la fin de sa grossesse, ou lorsque des maladies antérieures, comme la chlorose, l'anémie, les fièvres éruptives ou des difficultés dans l'établissement de la menstruation, pourraient faire craindre l'éclosion de la phthisie pulmonaire.

Quelle est donc la femme qui peut nourrir?

Elle doit avoir une bonne constitution, être saine, avoir les digestions faciles, avoir les seins et les mamelons bien développés, avoir un caractère plutôt gai que triste et être dans une condition sociale telle, qu'elle puisse nourrir sans dangers ni pour elle ni pour son enfant.

Se décide-t-elle à remplir son devoir : elle devra renoncer aux fatigues des fêtes, des spectacles, des bals, des soirées et de la vie mondaine, éviter toute commotion et fuir aussi bien les excès que les privations ; sinon elle verrait tarir subitement les sécrétions lactées, ou du moins se produire un appauvrissement préjudiciable à la bonne qualité et à la quantité du lait.

Mais encore ne suffit-il pas de vouloir et de pouvoir nourrir, il faut savoir.

Voici à cet égard quelques règles applicables à toute femme qui nourrit.

Lorsque la nouvelle accouchée nourrira (outre certains soins dans le détail desquels nous ne pouvons entrer et qu'ordonnera l'accoucheur), après un repos de douze à quinze heures, pendant lesquels on donnera de l'eau sucrée à l'enfant, la mère devra pendant les deux ou trois premiers mois donner le sein toutes les deux heures au moins. La nuit, elle pourra cesser vers onze heures du soir et reprendre le matin vers cinq ou six heures.

La meilleure position est la position assise, le dos appuyé ; mais dans les premiers jours qui suivent la délivrance, la mère pourra se mettre sur le côté.

Il ne faut pas trop rapprocher les tétées.

Il ne faut pas retirer l'enfant du sein, mais le lui laisser quitter de lui-même.

Il ne convient pas davantage de faire téter à un seul sein pendant tout un repas, il est préférable qu'il téte aux deux seins. On évite par là les engorgements du sein non tété, engorgements qui produisent quelquefois des abcès.

Il ne faut pas donner le sein à l'enfant toutes les fois qu'il crie, mais seulement à des intervalles *très régulièrement espacés*, qui, selon l'âge, seront de deux ou trois heures. La mère pourra ainsi se reposer. Par cette pratique elle évitera à elle-même un prompt épuisement, et au nourrisson la fatigue de l'estomac et des troubles de la digestion.

Mais, en attendant, la mère se doit à elle-même et à son enfant, de réparer les forces perdues et de donner au nourrisson le meilleur lait possible.

C'est pourquoi le régime de l'accouchée qui doit nourrir est moins sévère que celui de la mère qui ne doit pas nourrir. Dès que la fièvre de lait sera passée, son alimentation sera réparatrice et se composera de viandes

grillées, d'œufs à la coque et de vin généreux
coupé d'eau.

Pour qu'un enfant se porte bien, il ne
faut pas se presser de lui faire avaler des
aliments solides. On produit ainsi des vomissements, de la diarrhée, des indigestions,
des inflammations gastro intestinales. Les
convulsions sont souvent le résultat des
indigestions et d'un allaitement mal dirigé
ou d'une nourriture malsaine et grossière
(bouillies, panades et soupes épaisses),
donnée souvent aux nourrissons sous prétexte
de soulager la nourrice. Il est indispensable
que l'enfant soit nourri exclusivement au
sein. D'ailleurs voici quelques conseils utiles
à connaître.

« Un enfant doit prendre *cinquante* à
soixante grammes de lait toutes les deux
heures pendant les deux premiers mois ;
quatre vingts grammes pendant les deux
mois suivants ; *quatre-vingt-dix grammes*
jusqu'à six mois et *cent grammes* ensuite.
Par le système des pesées avant et après l'allaitement on sait exactement la quantité de lait
qu'un enfant tire de sa nourrice. Un nouveau-
né dont le poids n'augmente pas chaque

semaine ou qui dort au sein sans téter, doit être changé de nourrice parce que le lait est insuffisant. » (Dr Bouchut.)

Ce dernier cas peut se présenter naturellement ou le lait diminuer de quantité ou de qualité. On aura alors recours à l'allaitement mixte dont nous parlerons plus loin.

La mère qui ne peut ou ne veut pas nourrir confie son enfant à une nourrice.

Ce choix est délicat.

Une bonne nourrice doit déjà avoir allaité ; elle doit être accouchée depuis deux mois au moins et six mois au plus, être âgée de vingt à trente-cinq ans ; elle ne doit porter ni taches ni cicatrices au cou, ni à toute autre partie du corps ; elle doit enfin être d'une propreté extrême ; être plutôt, lorsqu'il s'agit de nourrir sur lieu, fille-mère que mariée, avoir les cheveux abondants, d'une couleur franche, noirs, châtains ou blonds, il n'importe, pourvu qu'ils ne soient pas roux ; les dents seront saines, les gencives seront roses, l'embonpoint moyen, la constitution bonne, la poitrine large, les seins d'un volume moyen, fermes et parsemés de veines bleuâtres ;

les mamelons seront saillants et percés de nombreux trous.

Il est bon que le médecin soit consulté pour ce choix. Son examen aura pour but de rechercher si la nourrice n'est pas atteinte de maladies spécifiques ou constitutionnelles, qui avec le lait passeraient dans le sang de l'enfant.

La nourrice doit non seulement être en bonne santé, mais encore être saine et de corps et d'esprit.

« L'intempérance des passions peut, comme
« celle des hommes, altérer son lait. De plus,
« s'en tenir uniquement au physique, c'est ne
« voir que la moitié de l'objet. Le lait peut
« être bon et la nourrice mauvaise. Un bon
« caractère est aussi essentiel qu'un bon
« tempérament. Si l'on prend une femme
« vicieuse, je ne dis pas que son nourrisson
« contractera ses vices, mais je dis qu'il en
« pàtira. » Nous renvoyons d'ailleurs à cet admirable ouvrage de Rousseau, qui au dix-huitième siècle a fait faire tant de progrès et dont la lecture pourrait apprendre aux mères les préceptes les plus vraies d'une éducation bien dirigée.

L'autre méthode d'allaitement est l'allaitement au biberon. Il demande beaucoup de soins. Les nettoyages du biberon seront fréquents ; celui-ci devra être vidé et nettoyé avec le plus grand soin après chaque repas, si l'on veut éviter à l'enfant la répulsion que ne peuvent manquer de lui inspirer l'odeur et le goût du lait aigri.

Selon l'âge, le lait sera pur ou coupé d'eau pure. On ne dépassera pas les deux tiers d'eau pour un tiers de lait pendant le premier mois : on augmentera progressivement le lait pour qu'il soit donné pur lorsque l'enfant aura atteint l'âge de cinq à six mois. L'eau qui sert à couper le lait pourra être remplacée selon les besoins par des décoctions de gruau, ou de son, ou de riz, ou de croûtes de pain bien bouillies et passées. Mais pour que ces décoctions ne soient pas nuisibles à l'enfant et pour empêcher leur fermentation, il faut les renouveler au moins chaque jour. Quant au lait, on ne devra jamais le faire bouillir ; on devra le faire tiédir au bain-marie pour l'amener à la température de 36 à 38 degrés centigrades.

La quatrième méthode est l'allaitement

mixte par le biberon et par ie sein employés alternativement et selon les règles que nous avons données pour chacun d'eux. Il faut éviter encore, dans cette méthode, d'avoir recours trop tôt aux aliments solides.

L'enfant, pendant les premiers mois qui suivent sa naissance, n'a besoin que de lait. C'est seulement vers l'âge de cinq à six mois au plus tôt qu'il peut commencer à prendre de très légers potages.

Maladies des seins. Surtout pendant les premiers jours, l'allaitement est pénible pour la mère, soit à cause de la petitesse des mamelons, soit à cause des gerçures ou des crevasses qui surviennent au bout des seins. Ces petits accidents déterminent souvent ou des engorgements des seins, ou des inflammations, ou des abcès douloureux et quelquefois longs à guérir. Aussi est-il bon de former préalablement le bout des seins, si vers la fin de la grossesse ils n'étaient pas suffisamment développés. Pour obtenir ce résultat, il suffit d'employer la succion directe, ou la succion au moyen d'appareils spéciaux (bouts de sein, téterelles faits en tétine ou en caoutchouc). Au besoin, même une pipe peut remplir ce but.

On se garantit des gerçures et des crevasses en lavant après chaque tétée le bout des seins avec la lotion suivante :

LOTION

Eau pure	1 litre
Bi-carbonate de soude	3o gram.
Glycérine pure	125 —

Mêlez.

Aussitôt après la lotion, on appliquera une petite quantité du glycérolé suivant :

GLYCÉROLÉ

Glycérolé d'amidon	3o gram.
Extrait de ratanhia	4 —
Baume du Pérou	2 —

Mêlez exactement.

Les engorgements du sein demandent à être traités dès le début. Par là, on évitera les abcès, qu'ils déterminent si fréquemment et dont la guérison est quelquefois si lente.

Nous recommandons un moyen qui nous a presque toujours réussi : c'est une application fréquente et répétée au moins chaque heure de cataplasmes émollients, arrosés de la solution suivante :

SOLUTION RÉSOLUTIVE.

Chlorhydrate d'ammoniaque	3o gram.
Teinture thébaïque	10 —
— de belladone	1o —
Eau simple	200 —

Mêlez.

Pendant que ce traitement se poursuivra, on donnera à téter (après lavage préalable des seins) au moyen d'un bout de sein.

La succion directe ne sera reprise qu'après guérison parfaite.

Du sevrage. Le sevrage commence au moment où l'on fait cesser l'allaitement et finit au moment où l'on donne à l'enfant une nourriture qui se rapproche de celle de l'adulte.

Le sevrage ne doit pas s'opérer brusquement : il faut au contraire prendre beaucoup de soins pour y préparer l'enfant, en ne le privant pas subitement du lait. Celui-ci devra être donné et continué pendant quelque temps concurremment avec les nouveaux aliments.

L'époque où le sevrage peut commencer est variable. La plus favorable est de quinze à vingt mois. Autant que possible, il faut choisir le repos de dentition qui suit la sortie des douze premières dents ou de la seizième.

La saison la plus défavorable pour le sevrage est l'été, à cause des dispositions aux maladies de l'estomac et des intestins (vomissements, diarrhées), produites par les grandes chaleurs sur les jeunes enfants que le sevrage rend maladifs.

A ce propos, je ne saurais mieux faire que de reproduire ici l'opinion de M. le Dr Jules Simon, qui est certainement l'un des médecins le plus autorisés en cette matière.

« Jusqu'à six mois l'enfant ne doit être nourri que de lait. A six mois, si rien ne s'y oppose, on peut associer une fois d'abord, puis deux fois par jour, une panade de biscottes de Bruxelles, ou une bouillie bien cuite, composée de lait coupé, sucré, un peu salé et additionné de farine de froment.

« A un an, le lait sera encore la base de l'alimentation ; mais l'enfant prendra par jour un œuf, des bouillons de poulet, des potages gras ou maigres au tapioca, au sagou ou au pain ; plus tard à ce régime on ajoutera du poisson, des gelées de viandes, des jus de viande et de volaille.

« Enfin, vers l'âge de quinze mois, l'enfant ne devra pas encore être privé complètement de lait, qui de deux à quatre ans devra lui être donné au goûter de trois ou quatre heures concurremment avec les aliments cités plus haut. Les gâteaux et les friandises sont proscrits de la nourriture des enfants. »

HYGIÈNE ET SOINS DE LA PREMIÈRE ENFANCE.

La propreté est l'une des conditions nécessaires à la santé et au développement de l'enfant.

L'enfant devra être lavé aussitôt et aussi souvent que sali ; de plus, il devra subir chaque jour un lavage de tout le corps dans un bain dont la durée sera de quelques minutes pendant les premiers mois et d'une température de 3o à 35 degrés centigrades.

L'enfant sera séché avec du linge fin, doux et bien chaud, puis habillé dans des langes assez peu serrés qui lui permettent de remuer ou d'allonger les membres inférieurs ; les bras devront toujours être en dehors du maillot que l'on fixera au moyen de rubans, de cordons ou d'épingles modernes.

La chambre où l'enfant couchera sera autant que possible spacieuse, claire et aérée, sa température devra avoir en moyenne 10 à 15 degrés centigrades.

Le berceau ou petit lit dans lequel couchera l'enfant devra être fixe, afin d'éviter la pratique vicieuse du balancement, trop souvent employé pour calmer ou pour faire dormir l'enfant. L'effet que produisent ces oscillations est de troubler les digestions et de produire des étourdissements.

L'enfant aura son lit séparé. Il sera composé de petits matelas de varech, de fougères de balle d'avoine, de bruyère très fine ou de crin. On ne placera jamais sous l'enfant de corps étrangers non absorbants, tels que peaux, toiles cirées, taffetas gommé, caoutchouc, car c'est un moyen de le faire croupir dans son urine. Au contraire on placera sous lui des flanelles, molletons, feutres, que l'on fera sécher au grand air ou au soleil et non au feu.

Il est dangereux pour l'enfant de coucher avec de grandes personnes ou dans un grand lit, lorsque rien ne peut garantir l'enfant d'une chute.

On ne doit pas trop couvrir les enfants ; on provoque ainsi des sueurs du corps et de la tête qui les affaiblissent beaucoup et les exposent aux dangers des refroidissements en hiver.

Le lit doit être maintenu à une température douce, au moyen d'une bouteille en étain, en fer-blanc ou d'une bouteille de grès remplie d'eau chaude. Il sera abrité par des rideaux de mousseline légère, de manière à ne pas intercepter l'air et placé de façon à recevoir directement la lumière, pour ne pas faire loucher l'enfant.

Pendant les premiers mois de sa vie, l'enfant partage son temps entre le sommeil et les repas ; ce n'est guère qu'après trois mois qu'il reste assez éveillé pour qu'il devienne nécessaire d'espacer bien régulièrement le temps de sommeil qui, dans la journée, doit se répéter deux ou trois fois.

Jusqu'à trois ans au moins, l'enfant devra prendre quelque repos au lit dans l'après-midi.

Ne pas faire sortir l'enfant avant le dixième ou le quinzième jour, à moins cependant que la température ne soit très douce. A condition de n'en pas abuser, les promenades dans les petites voitures lorsqu'elles sont bien suspendues, n'offrent pas d'inconvénient en été mais il n'en est pas de même en hiver, à cause des refroidissements que peut prendre l'enfant, malgré les vêtements les plus chauds et les bouteilles d'eau chaude.

En hiver on voit souvent dans les rues de ces voitures où il est quasi impossible de découvrir un enfant, tant il est enterré sous un amas de couvertures, qui lui couvrent aussi bien le visage que le corps et qui étouffent le malheureux petit patient, que l'on promène ainsi sous prétexte d'hygiène.

Pour habituer les enfants à marcher seuls, il vaut mieux les laisser se rouler sur des tapis en laissant à leur portée des objets contre lesquels ils s'exercent à se hisser et contre lesquels ils s'essaient, que de les faire marcher trop jeunes au moyen de brassières, de paniers, de chariots, qui doivent être absolument rejetés. Tous ces moyens sont cause de développements anormaux et de nombreuses déviations des membres et du corps.

Le cuir chevelu du jeune enfant est souvent le siège d'une crasse brunâtre et sale. Si on la laisse séjourner, elle ne tarde pas à s'épaissir et met obstacle à la pousse normale des cheveux. Il est donc indispensable de nettoyer la tête chaque jour. Dans ce but on emploiera le jaune d'œuf délayé dans une faible quantité d'eau tiède, on frictionnera doucement le cuir chevelu et on lavera ensuite à l'eau tiède, au moyen d'une éponge fine, puis on séchera la tête et on fera une onction avec un peu d'huile d'amandes douces.

D'autres fois, sur la tête se développent des éruptions diverses, croûtes laiteuses, gourmes etc., sous lesquelles les poux font élection de domicile. Il faut de toute nécessité combattre ce préjugé, d'après lequel seraient salutaires à la santé de l'enfant des choses aussi repoussantes et aussi malsaines.

C'est à ces causes qu'on doit de voir des enfants pâles et blafards, à chairs molles et flasques, et prédisposés par là à de sérieux accidents (ulcérations, anémie, convulsions, etc.)

Il faut aussi combattre à leur naissance les écoulements divers du pourtour et de l'intérieur de l'oreille elle-même. A cet effet, on lotionnera les parties malades avec une décoction de racines de guimauve et de fleurs de sureau ; on fera avec la même décoction des injections répétées dans les oreilles, on appliquera des cataplasmes de fécule pour faire tomber les croûtes, et on pansera les parties externes avec la pommade qui suit :

POMMADE.

Cérat simple	20 gram.
Calomel à la vapeur	4 —
Oxyde gris de zinc	2 —
Huile de Cade	2 —

Mêlez.

Contre l'écoulement interne et après des injections répétées plusieurs fois de suite dans l'oreille, on devra sécher l'intérieur au moyen de petites boulettes de ouate, et l'on introduira cinq à six gouttes de ce mélange .

MÉLANGE.

Glycérine pure	10 gram.
Sous-acétate de plomb liquide	x gouttes.
Extrait thébaïque.	5 centigr.

Mêlez.

Il est indispensable de soumettre à un traitement dépuratif tous les enfants qui présentent ces petites affections.

Il faut rejeter comme nuisible l'usage des tampons, suçons et autres moyens employés pour tromper la faim de l'enfant.

Parmi tous les préjugés funestes à la première enfance, il en est un qui, à lui seul, fait plus de victimes que tous les autres : je veux parler des affections gastro-intestinales (vomissements, diarrhées etc.). Les nourrices et avec elles beaucoup de mères prétendent bien à tort que ces indispositions qui accompagnent souvent la dentition sont salutaires et qu'il faut bien se garder de les guérir ; c'est là une erreur fatale à beaucoup d'enfants, qui, en été surtout, meurent en grand nombre.

Règle générale : lorsqu'un enfant vomit et va trop à la selle, il faut diminuer l'alimentation, voire même le mettre à la diète. Couper son lait avec de l'eau de Vals ou de Vichy; contre les vomissements, faire prendre à l'enfant des infusions de menthe ; contre la diarrhée, de l'eau albumineuse que l'on compose ainsi : dans un demi-litre d'eau filtrée, on battra deux ou trois blancs d'œufs avec cent grammes de sirop de coing. On peut encore donner l'eau de chaux mélangée à du lait, ou la décoction blanche de Sydenham.

On complétera ce traitement par de petits lavements d'eau d'amidon et par des applications sur le ventre de cataplasmes émollients, arrosés d'un mélange d'huile de camomille camphrée et de laudanum.

Ces moyens permettent d'attendre les conseils du médecin.

Comprimer et pétrir la tête pour lui donner une forme régulière est une stupidité, une barbarie et un danger pour l'enfant.

La vaccination peut s'opérer à tout âge ; l'opération et ses suites sont assez inoffensives pour qu'un enfant de huit jours puisse la supporter; du reste, à cet âge on ne pratique guère qu'une ou deux piqûres.

La prise du vaccin sur l'enfant n'a aucune action mauvaise et n'affaiblit pas celui-ci, comme on le pense généralement.

On peut impunément laisser prendre du vaccin sur son enfant sans qu'il en résulte le moindre inconvénient si toutefois on ne presse pas les pustules pour en extraire tout le contenu.

CHAPITRE VII

RETOUR D'AGE, AGE CRITIQUE OU ÉPOQUE
DE RETOUR.

Époque de retour. — Période redoutée de la femme.
— Manifestation irrégulière. — Variété dans la
cessation définitive des règles; symptômes. —
Pléthore sanguine. — Pléthore séreuse. —
Hygiène de l'âge de retour.

Vers l'âge de quarante-cinq à cinquante
ans, quelquefois plus tôt, quelquefois plus
tard, l'organisme de la femme subit une
dernière épreuve. La fonction menstruelle
prend fin. En cessant, elle entraîne avec elle
l'aptitude à la fécondation, ou, si l'on veut,
produit la stérilité naturelle.

En elle-même, l'époque du retour ne
constitue pas une maladie proprement dite;
mais elle donne lieu à des crises, à des

troubles et à des changements physiques et moraux, d'où résulte un état particulièrement favorable à la manifestation de certaines maladies, qui semblent attendre ce moment ou pour se produire, ou pour se développer et s'aggraver : c'est ainsi que l'on a remarqué à cet âge la fréquence des affections cancéreuses de la matrice et des seins.

De ce qui précède il ne faudrait cependant pas conclure que l'âge de retour soit fatalement dangereux. Loin d'être funeste, il apporte le plus souvent la guérison à des femmes dont la vie jusque-là n'avait été qu'une série de souffrances et dont les maladies ont disparu en même temps que les règles. Fort de l'accord des auteurs sur cette question, de notre expérience et de ce qui se passe tous les jours, nous pouvons affirmer que les craintes et les appréhensions que soulève l'âge de retour sont exagérées : sans doute la cessation de cette fonction ne se fera pas sans malaise ou sans troubles plus ou moins violents ; mais si la femme à toujours été régulièrement réglée, si elle a vécu d'une vie régulière et aisée, elle traversera l'âge critique au prix de quelques malaises insignifiants. Il n'en est pas de même pour celles qui auraient eu des couches laborieuses, des avortements fréquents, ou qui seraient affaiblies par les abus, les excès, la misère, les travaux excessifs. Elles seront exposées à des accidents parfois très graves.

La période critique commence ordinairement de quarante-cinq à cinquante ans, mais elle ne peut être fixée avec précision. De nombreuses causes avancent et retardent sa manifestation et sa marche. Ainsi, la femme douée d'un tempérament sanguin verra cesser plus tôt le flux menstruel que la femme d'un tempérament lymphatique.

La peur, les chutes, les émotions trop vives, les accidents, les affections organiques de la matrice, la tuberculose, les scrofules, les maladies spécifiques, entravent et rendent plus difficile la suppression définitive de la menstruation.

Ordinairement, lorsque les règles doivent prendre fin, elles apparaissent moins régulièrement. Leur durée est très variable, ainsi que la quantité de sang perdue. La femme n'en est pas d'ailleurs autrement incommodée. L'écoulement diminue peu à peu, insensiblement, sans secousse, puis cesse complètement. Dans ce cas, lorsque les pertes sont peu abondantes, lorsqu'il ne se produit aucun trouble sérieux de l'organisme et lorsque la femme est bien portante, elle gagne un certain embonpoint qui peut aller jusqu'à l'obésité.

D'autres fois l'époque de retour est annoncée, soit par des règles plus rapprochées et qui se produisent tous les douze, quinze ou vingt jours, soit par des règles plus éloignées et qui ne se renouvellent qu'à plusieurs mois d'intervalle.

Parfois les règles sont intermittentes pendant plusieurs années; d'autres fois enfin, les pertes de sang, plus ou moins fréquentes et plus ou moins abondantes, constituent de véritables hémorrhagies, ordinairement suivies par des écoulements blancs.

Lorsque ces hémorrhagies, *qu'il ne faut pas confondre avec les pertes de sang provenant de tumeurs, d'ulcères ou de dégénérescence utérine*, se renouvellent trop souvent, et lorsque la quantité de sang perdu est très considérable, elles produisent tous les inconvénients et tous les symptômes de l'anémie : pâleur du visage, faiblesse générale, palpitations, bouffées de chaleur au visage, surtout après le repas, oppression, vertiges, maux de tête, douleurs névralgiques, pesanteur dans le ventre, les lombes et les cuisses, douleurs de reins, chaleur et démangeaisons très désagréables aux parties génitales.

Les organes digestifs sont aussi le siège de troubles et de désordres variables : appétit médiocre, quelquefois nul ou capricieux, digestions lentes, parfois pénibles et accompagnées d'éructations et d'aigreurs : douleurs plus ou moins vives dans la région de l'estomac (gastralgie, dyspepsie).

Chez les femmes nerveuses, ces symptômes acquièrent une intensité plus grande. Elles éprouvent souvent de l'insomnie, des douleurs névralgiques, des troubles nerveux divers (névroses, vapeurs, migraine, hystérie) et des palpitations du cœur.

Ces palpitations sont-elles nerveuses, elles ne produisent ordinairement pas d'accidents dont il faille craindre les suites; mais il en est autrement de celles qui sont produites par des congestions sanguines plus ou moins violentes.

Malgré la disparition définitive et plus ou moins ancienne des règles, il arrive encore assez souvent que des femmes éprouvent tous les signes de la menstruation. La cause en est dans les excitations morales. Si cet état se prolonge, il a pour effet de donner lieu à des congestions organiques diverses, dont la fréquence exerce la plus fâcheuse influence sur la marche des maladies de la matrice : inflammations, engorgements, dégénérescence, ulcères, tumeurs fibreuses, tumeurs fongueuses et cancers.

Les femmes d'un tempérament sanguin exagéré sont sujettes à des congestions fréquentes sur divers organes. Ces congestions se traduisent par des migraines violentes, par de l'oppression et des étouffements, par des apoplexies cérébrales et pulmonaires, d'où résultent quelquefois des hémorrhagies du nez, des poumons, de l'estomac et des intestins. Ces hémorrhagies se voient plus rarement sur d'autres parties du corps.

De semblables accidents peuvent encore se rencontrer chez les femmes anémiques;

dans ce cas ils ne sont pas dues à la pléthore sanguine, mais à la pléthore séreuse, qu'il ne faut pas confondre avec la première; chacune d'elles réclame un traitement absolument différent.

Hygiène. La femme arrivée à l'âge de retour doit se soumettre à une hygiène générale très sévère, dont voici les règles principales :

Les vêtements seront amples, pour laisser toute liberté d'action aux organes de la respiration, de la circulation et de la digestion.

On évitera le séjour trop prolongé sur des sièges ou dans des lits trop moelleux. On évitera encore avec plus de soin tout ce qui, comme les soirées, les bals et les spectacles, peut exciter les sens et réveiller les désirs sexuels.

On s'abstiendra de tout rapprochement sexuel jusqu'à l'entière cessation de la menstruation ; encore cette cessation étant définitive, devra-t-on être très réservé, très modéré et très prudent, à cause des accidents qui peuvent en résulter, soit sur le système nerveux, soit par la production de congestions, d'apoplexie, de paralysie. Après cinquante ans, chaque rapprochement sexuel est, comme le disait l'abbé Maury, « une pelletée de terre qu'on jette sur sa tête », ou une pointe que l'on cloue à son cercueil.

L'exercice, les promenades à pied et une grande activité produiront les meilleurs résultats.

On ne changera rien aux soins de toilette et de propreté; quant aux bains, ils ne seront ni trop chauds ni trop prolongés, sous peine de congestion cérébrale. De même, il faudra éviter avec soin les refroidissements à la sortie du bain.

On combattra les étourdissements, les chaleurs de la tête avec rougeurs au visage, les gonflements et les douleurs de ventre, par de faibles mais fréquentes purgations salines, et quelquefois par des saignées locales ou générales.

Les pertes blanches sont très fréquentes à l'époque de retour. Elles seront traitées par les préparations toniques et amères, et par les injections astringentes dont nous avons déjà indiqué plus haut les formules.

Lorsque ces pertes ne sont pas causées par des maladies graves de la matrice ou du vagin, il ne faut pas les supprimer trop brusquement.

En outre de ces prescriptions générales, il en est d'autres qui exigent parfois un changement de vie radical et qui diffèrent suivant la constitution et le tempérament.

La femme de tempérament sanguin devra s'abstenir des excitants, tels que le café, le thé, les liqueurs et les autres boissons alcooliques ; sa nourriture devra être légère, facile à digérer et d'autant moins abondante qu'il y a tendance plus ou moins marquée à l'embonpoint.

Au contraire, pour la femme faible, délicate et de tempérament lymphatique, l'alimentation abondante et substantielle devra se joindre pour une action commune à la médication tonique sous toutes les formes : vins amers préparés avec l'une ou l'autre des substances suivantes : quinquina jaune, gentiane, écorces d'oranges amères et colombo ; préparations ferrugineuses lorsqu'elles seront facilement tolérées et qu'elles ne produiront pas de congestions trop violentes ou de constipation trop opiniâtre.

Enfin les femmes irritables, souffrant de troubles nerveux, se borneront à une vie calme, exempte de tout excitant physique ou moral. Elles trouveront un soulagement à leurs palpitations, à leurs spasmes, à leurs migraines et à leurs étouffements nerveux et passagers, en employant les préparations anti-spasmodiques : infusion de tilleul et de feuilles d'oranger, infusion de racines de valériane ; ces infusions sucrées avec une forte cuillerée à café du sirop suivant produisent ordinairement un très bon résultat.

SIROP ANTI-SPASMODIQUE

Sirop d'éther	30 gram.
— de fleurs d'oranger	30 —
Bromure de potassium	5 —
Chloral hydraté	1 —

Mêlez.

Les bains tièdes au tilleul aideront au succès du traitement.

L'usage de la flanelle sera très utile pour

les femmes sujettes aux refroidissements et aux rhumatismes.

Est-il besoin de le répéter? Si un traitement plus actif devient nécessaire, c'est au médecin qu'il appartient de le diriger.

CHAPITRE VIII.

DE QUELQUES MALADIES DE LA FEMME.

Chlorose ou pâles couleurs. Symptômes. Traitement. — Anémie. Symptômes. Traitement. —
Hystérie, crise, traitement de l'attaque. — Prurit
vulvaire. Symptômes. Traitement. — Spasmes
de la vulve. Symptômes. Traitement. — Spasmes
du vagin. Symptômes. Traitement. — Leucorrhée ou flueurs blanches. Du spéculum. Causes
de la leucorrhée. Symptômes. Traitement. — Catarrhe du vagin. Symptômes. Traitement. — Métrite (inflammation de la matrice). Symptômes.
Traitement de la métrite aiguë et de la métrite
chronique. — Catarrhe de la matrice. Symptômes.
Traitement du catarrhe aigu et du catarrhe chronique de la matrice.

Nous n'avons pas voulu interrompre
l'ordre logique de cet ouvrage par la description de certaines maladies qui, communes à toutes les périodes que traverse la

femme, se rencontrent plus souvent à telle ou telle époque. Nous avons donc pris le parti de réserver ces maladies pour un chapitre séparé et de faire de chacune d'elles une courte monographie facile à consulter.

CHLOROSE (*ou pâles couleurs*).

La chlorose est due à l'appauvrissement du sang. Cet appauvrissement a pour causes principales les privations de toutes sortes, les mauvaises conditions hygiéniques, les mauvaises habitudes et les chagrins.

On reconnaît la chlorose à la pâleur de la peau, à la blancheur mate de la muqueuse des paupières et du bord libre des gencives inférieures. Les autres symptômes sont : appétit capricieux ou nul, digestions pénibles accompagnées de nausées, de renvois et de flatuosités.

La constipation est fréquente. La malade devient triste, d'humeur bizarre ; elle rit et pleure sans motifs ; ses forces se perdent; elle s'alanguit et souvent ne tarde pas à être atteinte de troubles intenses des voies digestives et du système nerveux. Arrivée à ce degré, la chlorose est souvent cause de phthisie pulmonaire.

Traitement. Alimentation abondante composée de viandes rôties ou grillées et plutôt saignantes. Vin vieux de Bordeaux coupé d'eau ferrugineuse de Bussang, d'Orezza, ou de la Reine du fer ; vins toniques amers ; ferrugineux choisis parmi ceux qui sont le mieux toléré par l'estomac. En été, bains froids ou frais de courte durée, en hiver, bains frais ou tièdes auxquels on ajoutera deux ou trois kilogrammes de sel de cuisine, une infusion d'espèces aromatiques ou une solution ferrugineuse.

Séjour prolongé à la campagne et de préférence sur les bords de la mer. Les autres accidents seront soumis à un traitement particulier à chacun d'eux, et dont le médecin est le seul juge.

ANÉMIE.

L'anémie est causée par la diminution du sang, ou par l'altération que subit le sang par la prédominance de l'élément aqueux (sérum) sur les globules sanguins.

Presque toujours, l'anémie est la conséquence de maladies antérieures ou de causes préexistantes, telles que les maladies organiques, les hémorragies abondantes et répétées; la mauvaise alimentation, les excès, les affections morales, la misère, etc.

L'anémie se caractérise par la pâleur de la peau, par la décoloration des lèvres et des ongles, par la faiblesse du pouls, par la faible saillie des veines superficielles, par l'essoufflement, par les palpitations, par les troubles de la digestion, par des douleurs névralgiques de la tête et de la poitrine, par des défaillances et quelquefois par des syncopes.

Dans quelques cas cependant le visage reste coloré, ainsi que l'orifice des muqueuses.

L'anémie entraîne la faiblesse et une langueur générale, intellectuelle aussi bien que musculaire. Elle produit encore l'insomnie, accompagnée de rêves, de cauchemars, et parfois de délire ou d'hallucinations qui pourraient faire croire à de la folie. Arrivée à un très haut degré, l'anémie détermine presque toujours le gonflement des membres, la bouffissure du visage et quelquefois une hydropisie générale qui cause des troubles mortels.

Traitement. Changement d'air, usage longtemps continué des toniques, des amers et des ferrugineux sous toutes les formes appropriées au tempérament et à l'état de la malade. Alimentation réparatrice, mais en même temps hygiène morale sévère.

Sauf les cas d'hémorrhagies abondantes et prolongées, l'anémie se produit lentement et n'est souvent qu'une affection secondaire dérivée d'une affection plus grave ; son traitement devra être dirigé sur les causes qui ont produit la diminution ou l'altération du sang.

HYSTÉRIE.

L'hystérie (vapeurs, maux de nerfs) a pour symptômes caractéristiques les spasmes la sensation d'une boule remontant de l'estomac à la gorge (larynx) et la perte incomplète de connaissance suivie de larmes.

L'attaque, selon sa violence, est d'une durée qui va de quelques minutes à quelques heures. Elle a pour avant-coureurs les maux de tête, les éblouissements, les troubles de la vue, les rires et les pleurs sans motifs. Tout à coup la femme jette un cri perçant, perd plus ou moins connaissance, se débat dans des mouvements convulsifs désordonnés, se frappe le corps et se déchire les vêtements. Les mâchoires sont serrées ; les yeux sont fermés ; d'autres fois ils sont ouverts et fixes. L'attaque finie, il reste de l'hébétude, de l'insomnie, de la fatigue et une courbature générale.

L'hystérie se produit sous l'influence du travail de la puberté, des maladies de la matrice ou de ses annexes (ovaires), de la chlorose, de la dysménorrhée, de violentes émotions morales, de vifs chagrins d'amour, de continence vénérienne trop prolongée.

On peut, en général, présumer qu'une femme a de l'hystérie, lorsqu'elle se plaint d'étouffements, de spasmes, qu'elle pleure et rit sans motifs, qu'elle a une petite toux sèche et continuelle et lorsqu'elle s'exaspère subitement.

La chose la plus futile, la contrariété en apparence la plus légère, suffisent pour amener des crises.

Traitement. Le traitement général varie suivant les causes qui produisent l'hystérie; il est purement médical.

Quant au traitement de la crise et de l'attaque, on placera la malade dont les vêtements seront desserrés dans la position la plus propre à l'empêcher de se faire des blessures par heurts et par chutes. On la mettra dans l'impossibilité de se déchirer la figure et de s'arracher les cheveux. On lui fera respirer du chloroforme ou de l'éther; on lui projettera de l'eau froide sur la tête et sur le visage.

On surveillera l'hystérique pendant toute la durée de la crise.

Les autres maladies qui nous restent à examiner affectent spécialement les organes sexuels, en se combinant toutefois avec des maladies de l'organisme tout entier.

Elles ont pour siège la *vulve*, le *vagin* et la *matrice*.

PRURIT VULVAIRE.

Le prurit vulvaire est facile à reconnaître aux démangeaisons insupportables qui se produisent aux parties génitales externes.

Il en résulte très souvent des érosions, des excoriations qui sont entretenues par les frottements et par un besoin de se gratter éprouvé continuellement par la femme et auquel il lui est impossible de se soustraire.

Les causes de cette maladie sont la malpropreté des parties sexuelles, les dartres, de petits vers, le catarrhe de l'utérus ou du vagin, les déplacements et autres affections de la matrice ou du vagin qui produisent ou entretiennent des pertes blanches plus ou moins abondantes.

Traitement. L'affection légère et récente disparaît presque toujours par l'usage des lotions chloralées, des compresses et lotions boratées, des bains de siège et des injections émollientes.

Les cas plus sérieux réclament l'appel du médecin, qui, après avoir déterminé la cause du prurit, dirigera le traitement en conséquence.

SPASMES DE LA VULVE.

Les spasmes de la vulve sont fréquents chez les femmes hystériques ou récemment mariées. Ils consistent en une sensation désagréable et même douloureuse de la vulve ; celle-ci est affectée d'un rétrécissement et d'une constriction pénibles, surtout dans les rapprochements sexuels qui deviennent parfois intolérables.

Ces spasmes peuvent être produits par les mouvements de la marche, de la voiture, de l'équitation, par la chaleur et par le prurit vulvaire. Le plus souvent ils sont dus à l'irritabilité nerveuse occasionnée et entretenue par la fréquence des rapports sexuels.

Traitement. Grands bains tièdes : bains de siège, injections, lotions et compresses narcotiques, préparées avec des décoctions de morelle noire, de belladone et de têtes de pavots.

Abstention de tout rapprochement sexuel.

SPASMES DU VAGIN.

Les causes des spasmes du vagin sont les mêmes que les causes des spasmes de la vulve.

Le traitement consiste dans les mêmes soins et les mêmes précautions.

LEUCORRHÉE (*ou flueurs blanches*).

Trop souvent on confond la leucorrhée avec certains écoulements simples et sans gravité du canal vaginal, ou bien avec des écoulements beaucoup plus graves provenant de l'utérus (ulcères, catarrhes, tumeurs, cancers, etc.).

Pour établir un diagnostic certain sur l'étendue et la nature de la maladie, il est absolument indispensable d'avoir recours à un examen minutieux des organes internes. Cet examen ne peut se faire qu'à l'aide du *speculum*, pour lequel les femmes ont, en général, un insurmontable effroi. Certaines, par sentiment de pudeur, à coup sûr fort respectable, mais mal entendu, préfèrent demeurer malades que de se soumettre à cet examen, et ne s'y décident que vaincues par la souffrance, et le plus souvent quand il n'est plus temps.

Les femmes devraient se persuader que le médecin n'obéit jamais à une vaine curiosité. Dans l'espèce, il lui faut voir à quelle maladie il a affaire. Sans le spéculum, il ne peut procéder que par conjectures et pour ainsi dire à l'aveuglée. Grâce au spéculum, l'exploration des parties génitales internes est possible et permet au médecin de se prononcer sûrement sur la nature et la gravité de la lésion. Enfin, il offre encore l'avantage de fournir le meilleur moyen d'introduire des instruments et facilite les pansements directs, les seuls utiles contre les maladies de la matrice et du vagin.

Nous ne saurions donc trop recommander aux femmes malades d'abandonner toute prévention contre le spéculum, sans le secours duquel on ne peut espérer la guérison des maladies utérines.

Encore une fois, les caractères physiologiques généraux d'un état morbide peuvent bien donner au médecin expérimenté des conjectures; mais un traitement, pour être bien dirigé, pour être efficace, a besoin, non pas de probabilité, mais de certitudes. Seul le speculum fournit une base sûre et scientifique que le toucher seul ne peut donner.

Les flueurs blanches consistent en une sécrétion anormale du vagin, de couleur blanchâtre, résultat de nombreuses maladies de l'utérus et du vagin.

Plus que chez les femmes de tempérament sauguin ou nerveux, les flueurs blanches sont fréquentes chez les femmes de tempérament lymphatique et chez celles dont la constitution est affaiblie par les privations, les longues fatigues, les mauvaises habitudes et les excès vénériens.

Lorsque les pertes blanches ne se produisent qu'aux époques menstruelles, il est rare qu'elles soient l'indice et la cause d'indispositions sérieuses.

Lorsqu'au contraire l'écoulement est ancien et abondant, on observe souvent l'état suivant : le visage est pâle, la peau d'un blanc mat, les yeux perdent leur éclat et sont entourés d'un cercle bistre, des rides prématurées surviennent, les chairs sont molles et flasques. La femme est languissante ; elle se fatigue très facilement ; son humeur devient inquiète, chagrine ; son caractère s'aigrit et devient irritable. Souvent la femme est prise d'un ennui qui va quelquefois jusqu'au dégoût de la vie. La respiration est gênée, des névralgies et des palpitations accompagnent des troubles des organes digestifs : l'appétit est presque nul, capricieux, les digestions difficiles, lentes, souvent laborieuses ; les goûts bizarres. Des tiraillements de l'estomac se produisent et correspondent entre les épaules ; le ventre qui se gonfle laisse entendre des gargouillements très incommodes, la constipation est fréquente.

Parfois les règles sont irrégulières, peu abondantes et le sang peu coloré. Parfois au contraire le flux menstruel est abondant et douloureux.

Traitement. Le traitement de la leucorrhée simple consiste dans une alimentation saine, réparatrice, abondante et composée de viandes noires saignantes, de légumes herbacés cuits, d'œufs frais à la coque et de vieux vin de Bordeaux coupé avec les eaux minérales ferrugineuses. Ce régime, aidé par un traitement médical ayant pour base les vins toniques et amers et à certaines prépa- rations ferrugineuses, sera complété par l'exercice et par les promenades au grand air, de préférence à la campagne.

On combattra la constipation par des

purgatifs doux et par des lavements émollients.

Contre les écoulements blancs, on emploiera l'une ou l'autre des injections suivantes : faire dissoudre dans un litre d'eau soit de cinq à dix grammes de borate de soude, ou de trois à six grammes d'alun, ou de cinq à dix grammes de tannin, soit encore, sulfate de zinc, de deux à cinq grammes, soit enfin les décoctions déjà indiquées.

Lorsque la leucorrhée ne cède pas à cette médication, elle est l'indice et souvent la conséquence de maladies beaucoup plus graves. Ces maladies ont leur siège à la matrice ou au vagin. Elles sont occasionnées et entretenues par des rapports trop fréquents, par de mauvaises habitudes, par l'introduction dans le vagin de corps étrangers ou de pessaires mal faits ou mal appliqués, enfin par d'autres causes principales dont nous ne citerons que les : engorgements, granulations, ulcérations du col de la matrice, tumeurs diverses, catarrhe et cancer de l'utérus.

Ces affections seront aisément reconnues par les symptômes suivants : écoulements d'un blanc jaunâtre quelquefois verdâtre ou rosé, plus ou moins abondants ; douleur et pesanteur presque continuelles dans le bas-ventre vers le bas des reins et le siège ; sensation douloureuse et d'intensité variable dans les rapprochements sexuels.

Lorsque de pareils symptômes se présentent, nous conseillons à la femme d'avoir recours sans retard aux conseils et à l'examen de son médecin. Celui-ci s'assurera de l'état des organes génitaux internes, afin de diriger son traitement selon la cause de l'affection.

CATARRHE DU VAGIN.

Le catarrhe du vagin diffère de la leucorrhée simple par un sentiment de chaleur que la femme éprouve dans tout le canal vaginal et par la constriction et les démangeaisons que produit l'écoulement d'un liquide presque incolore, parfois épais et de couleur plus ou moins foncée.

Traitement. Purgatifs légers, bains de siège, lavements émollients et d'eau salée ; injections d'eau de goudron ou d'une décoction faite avec trente grammes de noix de galle pour un litre d'eau ; on pourra encore se servir de décoction de feuilles de noyer, d'écorces de chêne ou de fleurs de roses de Provins. Régime fortifiant, coït modéré.

INFLAMMATION DE LA MATRICE (métrite).

Il existe deux sortes de métrites : la *métrite* aiguë ou métrite récente et la *métrite chronique* ou ancienne.

La métrite aiguë a pour caractère une sensation très désagréable de plénitude, de pesanteur et de chaleur dans le bas ventre. Cette sensation ne tarde pas à se transformer en douleur vive dans le bas des reins et au-dessous de l'estomac. En outre, grande difficulté d'uriner et d'aller à la selle, et d'ordinaire concurremment à ces symptômes, frissons, fièvres et douleurs très vives dans le ventre.

La métrite chronique diffère de la métrite aiguë dont elle présente tous les signes, par les symptômes suivants : les écoulements muqueux des organes sexuels sont parfois abondants ; le ventre, les reins et les aines sont le siège de douleurs très pénibles, qui s'exaspèrent de temps en temps, surtout par la marche ou par tout autre ébranlement du corps, comme en produisent la toux, l'éternuement, les efforts pour expulser les matières fécales. Les besoins d'uriner et d'aller à la selle sont fréquents, douloureux et souvent accompagnés d'une cuisson désagréable. Les fonctions digestives sont diversement troublées ; sensation de brûlure à l'estomac, éructation, digestion difficile, vomissements, amas de gaz dans l'intestin, quelquefois selles rares.

Pendant le cours de la métrite chronique, le flux menstruel est sujet à de nombreuses irrégularités. La perte de sang, parfois minime et de peu de durée, peut devenir très abondante et constituer une véritable hémorrhagie. Si au contraire la perte de sang menstruelle est insuffisante, elle donne lieu à des congestions et à des gonflements douloureux de la matrice qui s'étendent aux autres organes du bassin.

Traitement. On devra faire intervenir le médecin dès le début de ces affections, le retard pouvant amener des complications fort graves. En attendant, on emploiera les grands bains chauds émollients et les bains de siège narcotiques, les compresses et les cataplasmes émollients appliqués sur le ventre et arrosés d'un mélange de laudanum et de teinture de belladone. On donnera des lavements laudanisés (dix gouttes de laudanum pour un quart de lavement), des injections narcotiques ; on fera prendre des purgations douces ; l'alimentation, qui devra être douce et de facile digestion, sera en rapport avec l'intensité du mal et l'état de la malade.

CATARRHE DE LA MATRICE.

Le catarrhe de la matrice est *aigu* lorsqu'il est récent, ou *chronique* lorsqu'il est ancien.

Le catarrhe aigu s'annonce par une tension, par des douleurs plus ou moins vives dans les aines et dans le bas des reins ; en même temps, une sensation de chaleur et de plénitude règne dans le bas ventre et vers le siège.

Les besoins d'uriner sont très fréquents ;

l'urine ordinairement rouge, troublée, dépose au fond du vase où elle s'attache fortement. La diarrhée se produit assez souvent. L'écoulement des parties génitales est de quantité variable; tantôt il est limpide, d'autres fois il est plus ou moins épais, jaunâtre ou verdâtre avec quelques filets de sang. Il laisse des taches qui, séchées, roidissent le linge.

Traitement. Repos physique et moral très sévère. Cessation de tout rapport sexuel. Léger exercice au grand air, nourriture saine assez abondante, facile à digérer. Soins des parties génitales très rigoureux. Chaque jour, bains de siège au son, à l'amidon ou avec de l'eau de guimauve. Injections tièdes émollientes et narcotiques préparés avec une décoction de quinze grammes de feuilles de guimauve, quinze grammes de morelle noire et deux têtes de pavots, dans laquelle on ajoute par litre cinq grammes de borate de soude.

Contre l'écoulement, injections aromatiques astringentes.

Tenir le ventre libre.

Ces soins d'hygiène devront être complétés par des soins médicaux que dirigera le médecin consulté.

Le catarrhe chronique de la matrice est très commun. Il est souvent confondu par les femmes avec les pertes blanches (leucorrhée).

Il sera aisé de faire la différence, car dans le catarrhe chronique l'écoulement par les parties sexuelles est muqueux, visqueux, filant et vitreux ; il a beaucoup de ressemblance avec le glaire de l'œuf. Au contraire, dans la leucorrhée et les autres écoulements utérins ou vaginaux, l'écoulement est opaque ou coloré diversement. Il est jaunâtre, verdâtre ou rosé ; il est moins épais.

Dans le catarrhe chronique la femme ressent des douleurs qui, plus ou moins vives dans l'estomac, correspondent souvent entre les épaules. Troubles digestifs, gonflement et ballonnement du ventre ; quelquefois vomissements et constipation généralement opiniâtre.

Les règles souvent irrégulières et d'abondance variable, se produisent accompagnées de douleurs internes quelquefois très vives.

Traitement. Alimentation mixte composée de viandes noires saignantes, de viandes blanches et de poisson. Vin généreux coupé d'eau de goudron ferrugineux. Prendre avant ou immédiatement après le repas un verre à bordeaux d'un vin tonique amer composé de quinquina, de gentiane, d'écorces d'oranges amères et de colombo ou de rhubarbe, s'il y a constipation. Laxatifs, purgatifs doux, lavements émollients ; dans certains cas grands bains de son, d'amidon, ou bains préparés avec des plantes émollientes ; dans d'autres cas, bains salés et aromatiques. Injections émollientes, narcotiques ou astringentes suivant les cas.

Les moyens de traitement que nous venons d'indiquer ne suffisent pas toujours, mais ils permettent d'attendre un traitement plus actif que le médecin réglera selon les causes de la maladie ; car nous répéterons ce que nous avons dit en commençant cet ouvrage : notre but n'est pas de mettre la femme en état de se soigner elle-même dans tous les cas de maladies qui peuvent se présenter, ni de faire qu'elle puisse toujours se passer du médecin ; nous voulons au contraire l'engager à avoir recours à lui toutes les fois qu'aux symptômes que nous avons minutieusement décrits, elle reconnaîtra que l'aide d'un homme expérimenté est nécessaire. En attendant, si elle a suivi nos conseils et nos prescriptions morales, hygiéniques et médicales, si elle ne tarde pas trop à les mettre en pratique, elle en retirera du soulagement toujours, la guérison souvent.

Nous nous estimerions heureux d'un pareil résultat et ne regretterions pas notre peine.

Nous ne jugeons pas nécessaire de nous étendre sur la description des tumeurs, cancers, ulcères, polypes, sur les kystes des ovaires et autres maladies de la matrice. Par des confusions regrettables on pourrait en avoir une trop confiante tranquillité ou s'alarmer d'une façon exagérée.

Il suffit d'avoir toujours présent à la mémoire l'axiome suivant :

Toutes les fois qu'une femme ressent des douleurs plus ou moins vives dans le ventre, les reins et les aines, toutes les fois qu'elle éprouve des douleurs plus ou moins vives dans les rapports sexuels, toutes les fois qu'elle éprouve de la chaleur, que son ventre gonflé semble plein, qu'une pesanteur caractéristique s'étend vers le siège et qu'un écoulement quelconque se produit par les parties sexuelles en dehors de l'époque menstruelle, la femme peut être certaine d'être atteinte d'une affection de la matrice ou de ses annexes.

Dès lors, soucieuse de sa santé, la femme qui voudra arrêter le mal ou le prévenir, devra sans retard réclamer l'examen et les soins d'un médecin.

Ce point est du plus grand intérêt.

Quatre-vingt-dix fois sur cent (en dehors des maladies communes aux deux sexes) les maladies de la femme ont leur siège et leurs causes dans les organes générateurs.

Les maladies utérines donnent lieu à des troubles nombreux qui envahissent facilement tout l'organisme, et dont la guérison est subordonnée à la guérison de la maladie utérine.

Les femmes qui restent malades pendant de longues années ne peuvent s'en prendre qu'à l'insuffisante recherche de la cause efficiente. On trouvera presque toujours cette cause dans les organes de la génération. Le mal découvert, pour mener à bien la guérison, il faudra prendre les plus grands soins et agir avec une extrême prudence pour éviter les nombreux dangers auxquels exposent les opérations les plus simples, lorsqu'elles sont pratiquées sur les organes sexuels. Les professeurs Engelman de Saint-Louis, G. Thomas de Londres, Pajot de Paris, etc., disent « que l'intervention la plus banale dans les organes générateurs de la femme doit être pesée, et doit ne point être entreprise à la légère, et seulement en dehors de certaines conditions physiologiques et pathologiques. »

Ce sont là les dangers signalés il y a vingt ans par le docteur de Morant.

Il en avait entrevu toute l'importance et il s'est efforcé d'y pallier. Dans ce but, après de longues recherches et de nombreux essais, il s'est arrêté à une méthode qui lui a permis d'opérer de nombreuses guérisons, sans qu'il fût besoin d'avoir recours aux opérations chirurgicales ni aux manipulations dangereuses. Homme d'une modestie rare, le docteur de Morant n'a jamais songé à tirer parti de sa découverte.

Il eût pu, comme tant d'autres, mener grand tapage, mais sa simplicité s'effarouchait du bruit, et il se contentait de guérir les femmes que lui adressaient celles qu'il avait guéries.

Aux attaques jalouses de certains de ses confrères, il répondait : « Je suis si sûr de ma méthode que je propose à mes détracteurs de faire des expériences comparatives. » Acculés ainsi, ils se sont toujours dérobés.

Quant à moi, depuis que j'emploie cette méthode (et j'avouerai qu'avant mes essais je fus un peu incrédule), je n'ai eu qu'à m'en féliciter.

Dès ce moment, j'ai abandonné le fer rouge, les caustiques violents et les procédés ou opérations qui, outre les dangers que présente leur emploi, ont l'inconvénient d'être douloureux et d'effrayer les malades, et je n'y ai recours que dans des cas fort rares.

Pour répondre à un désir qui m'a été souvent exprimé, j'ai résolu de donner des conseils par correspondance, toutes les fois que les renseignements qui me seront fournis me sembleront assez clairs et assez complets pour établir un diagnostic certain.

Il n'est pas douteux que les personnes qui ne peuvent ou ne veulent se déplacer n'y trouvent quelques avantages, malgré la défectuosité apparente de ce mode de consultation ; du reste, je me réserve de ne prescrire de traitement que lorsque j'aurai pu acquérir la certitude d'un résultat sérieux pour la malade.

Dans le cas où un examen me semblera nécessaire pour établir définitivement un diagnostic jusqu'alors douteux, j'engagerai toujours la malade à s'y soumettre.

Les renseignements les plus complets et au besoin les plus confidentiels devront m'être fournis très exactement :

1º Age, tempérament, constitution, habitudes.

2º État général, état des fonctions organiques (cœur, estomac, intestins, organes sexuels, etc.).

3º La femme est-elle mariée ou célibataire? a-t-elle eu des enfants ? combien ? quels ont été les accouchements et leurs suites ?

4º Maladies antérieures ; maladies des

parents, durée de la vie des parents. De quoi sont morts les parents?

5° Description exacte de tous les symptômes éprouvés par la malade. Indications des causes auxquelles la maladie peut être attribuée?

6° Faire connaître les traitements suivis jusqu'à l'époque de la consultation et, si faire se peut, envoyer les ordonnances. Dire si la maladie est ancienne ou récente.

CHAPITRE IX

DE LA STÉRILITÉ CHEZ LA FEMME

De la *Stérilité chez la femme*. Causes. Traitement. — De l'*Obésité*. Causes. Traitement. — *Maigreur*. Causes. Traitement.

Une femme est stérile lorsqu'elle ne peut être fécondée.

Nous n'avons pas à expliquer ici (fût-ce sommairement) les conditions qui président à l'ovulation et à la fécondation. Nous nous sommes interdit les questions par trop techniques, et rien de pratique pour nos lectrices ne saurait sortir de cette discussion.

Les causes de la stérilité de la femme sont très nombreuses. Elles dépendent d'une foule de circonstances, dont nous allons indiquer les principales : l'absence de la matrice, son développement incomplet, le

rétrécissement de l'un ou de ses deux ori-
fices, les tumeurs volumineuses contenues
dans sa cavité, l'absence des ovaires, leur
oblitération et leurs maladies (ovarite,
kystes, etc.), l'oblitération du vagin ou de la
vulve. Ces causes de stérilité sont irrémédiables.

La mauvaise direction de la matrice soit
en avant, soit en arrière, soit sur les côtés;
son trop d'élévation ou d'abaissement dans
le bassin ou l'alongement excessif de son col,
produisent des obstacles qu'il sera quelquefois facile de vaincre en replaçant l'organe
dans sa position normale, ou du moins en
réduisant les déplacements.

La métrite chronique, le catarrhe utérin,
l'endométrite, les engorgements, les ulcères,
les tumeurs, le vaginisme, la dysménorrhée,
les inflammations du vagin et les pertes
utérines, quelle que soit leur nature, quel
que soit l'organe qui les produit (matrice,
vagin ou vulve), et à moins d'être rares
et fort peu abondantes, sont des causes
graves, mais non irrémédiables de stérilité. Ces causes cèdent ordinairement à un
traitement énergique bien dirigé.

A ces causes dont il est si facile de comprendre le mode d'action, il faut ajouter celles inhérentes à diverses conditions de vie morale ou physique, à l'état de santé, à des maladies constitutionnelles : syphilis, tuberculose, scrofules, anémie et surtout chlorose.

Souvent la stérilité ne dépend ni des modifications des tissus, ni de déformations, ni de maladies des organes générateurs. Elle est produite par les conditions défavorables de mariages entre personnes d'âges extrêmes, par des rapports sexuels trop fréquents, par la disproportion des organes générateurs dans les deux sexes, par l'obésité ou par l'extrême maigreur. Enfin elle est volontaire et préméditée, soit que les conjoints s'abstiennent de rapports pendant la période où la femme est apte à la fécondation, soit qu'ils aient recours aux fraudes et aux raffinements contre lesquels nous nous sommes élevé. C'est dans ces dernières causes (pensons-nous) qu'il faut chercher l'explication des maladies utérines si fréquentes à notre époque.

Il arrive encore qu'une femme, sans être

naturellement stérile, puisqu'elle est fécondée, ne puisse avoir d'enfants. Ses accouchements sont autant de fausses couches ou d'avortements et elle y semble prédisposée. Le plus souvent cette prédisposition provient de maladies aiguës ou chroniques de l'utérus ou de ses annexes, de congestions utérines fréquentes, d'un état de santé maladif, des habitudes, de l'oisiveté, et par contre, de mouvements brusques ou violents (équitation, fatigue, chutes), de l'anémie, des excès qui produisent la débilité, de la chlorose, de l'usage du corset, des rapports sexuels pratiqués sans prudence et sans modération pendant les premiers mois de la grossesse, de l'état nerveux et parfois d'une vive émotion, de la colère ou de la peur, lorsque ces sentiments sont vifs et subits.

Il est évident que des causes si nombreuses et si variables de stérilité me défendent d'indiquer ici un traitement quelconque.

Toujours et dans tous les cas de stérilité l'intervention du médecin est nécessaire. Lui seul, après que par un examen attentif il aura reconnu ce qui empêche la femme d'être fécondée ou ce qui lui fait faire des fausses couches, peut combattre efficacement la cause. C'est qu'en effet il ne guérira pas la stérilité qui ne constitue pas une maladie, mais il guérira très souvent la maladie ou la mauvaise direction des organes d'où naît la stérilité. Celle-ci, lorsqu'on la supposera due à la mauvaise santé, à la chlorose, à l'anémie, aux pertes blanches, etc., pourra toujours être soignée par les différents traitements que j'ai développés dans la première partie de cet ouvrage, et auxquels on trouvera intérêt à se reporter.

DE L'OBÉSITÉ.

Lorsque la graisse contenue dans le tissu cellulaire qui se trouve sous la peau et dans les interstices des muscles ne dépasse pas une certaine limite qui est l'embonpoint, elle peut, chez la femme, être un élément de beauté et un signe de santé; mais lorsqu'elle arrive à un haut degré, lorsque l'embonpoint s'exagère, l'obésité devient parfois une monstruosité physique qui, amenant avec elle une gêne pour la vie aussi bien que pour le jeu normal des fonctions en général, produit une foule d'incommodités et de dangers.

L'obésité, souvent due à l'hérédité, est généralement le résultat d'une nourriture trop abondante, trop succulente, composée d'aliments féculents, de plats sucrés, de graisses et de pain, aidée par l'ingestion d'une trop grande quantité de boissons, par l'oisiveté et par le lit : les bains chauds trop fréquents en favorisent le développement.

TRAITEMENT. — Il faut, ainsi que l'a si bien dit le professeur Piorry, « il faut que « les médecins et le public se prémunissent « contre les médicaments, les recettes, etc. « que tant de gens ont proposés contre l'obé- « sité et le gros ventre. Il n'est pas besoin « d'aller chercher au loin des substances « spéciales pour s'opposer au trop de graisse « et aux accidents qui en sont le résultat. « Quand une drogue donnée pour y remédier « semble réussir, croyez bien que c'est au « régime suivi que cette amélioration est « due. »

Les moyens de prévenir l'obésité et d'y remédier ne donneront de résultats satis- faisants que si l'obésité n'est ni trop ancienne ni trop considérable. Les plus prompts et les plus sûrs sont encore ceux qui nous sont fournis par l'hygiène.

Diminuer graduellement et méthodiquement la nourriture. Eviter surtout de porter à la fois trop d'aliments dans l'estomac. Ne point se livrer à des excès de table. Boire peu de bière, peu d'alcool et même peu d'eau. Se priver le plus possible du pain, des fécules, des graines potagères, de la graisse et des autres corps gras, tels que les huiles, le beurre, etc. Se nourrir de viandes ne contenant pas de graisses et les manger grillées, rôties ou au jus, mais toujours très cuites. Pour le tempérament lymphatique, on choisira de préférence comme viande : le mouton, le bœuf, le cerf, le chevreuil, le sanglier, le lièvre, le lapin de garenne, le faisan, le perdreau, la gélinotte, le coq de bruyère, le pigeon ramier, la bécasse, la caille, l'alouette.

Pour les tempéraments sanguins, on prendra : le veau, le chevreau, le lapin de clapier, les poules, les poulets, les pigeonneaux, les grenouilles et les poissons légers et peu nourrissants (sole, merlan, limande, etc.)

Pour varier l'alimentation, ajouter les légumes verts herbacés : oseille, épinards, chicorée, salades, ou encore le potiron. Prendre beaucoup d'exercice, marche, courses, équitation, chasse, natation, gymnastique, escrime, et les jeux qui exigent beaucoup de mouvements : boules, criquet, paume, ballon, etc. De plus, faire un usage très fréquent des purgatifs.

De mois en mois, on se mesurera le ventre et on se pèsera, afin de se rendre compte du progrès du traitement.

Ce n'est donc que fort rarement que, pour diminuer l'obésité, doivent intervenir les médicaments. En effet, ils produisent à la longue des désordres souvent fort graves, qui obligent à cesser leur emploi. A plus forte raison devons-nous signaler les funestes résultats des acides ou du vinaigre, que beaucoup de femmes et de jeunes filles ingurgitent à des doses immodérées, soi-disant pour se préserver de l'obésité, mais en réalité aux dépens de leur fraîcheur, de leur santé et même de leur vie.

MAIGREUR.

La maigreur même excessive, lorsqu'elle se concilie avec la santé, n'offre aucun danger. Elle a pour seul inconvénient d'être disgracieuse. Cependant, comme souvent les hommes recherchent la beauté plastique plus que les qualités morales, la maigreur est tenue par les femmes pour un véritable malheur. C'est qu'en effet les procédés de toilette les plus ingénieux n'ont pu jusqu'à présent suppléer aux formes absentes ; il arrive toujours un moment où le « masque tombe ». Aussi les remèdes contre la maigreur sont-ils recherchés avec une activité sans égale.

Le tempérament nerveux et bilieux prédispose à la maigreur, qui, ordinairement conséquence d'une alimentation mal équilibrée soit par l'insuffisance ou par la mauvaise qualité des aliments, soit par l'exagération de la dépense organique, est encore le résultat de fatigues, de veilles prolongées, de chagrins, de misères ou d'une violente passion.

Lorsque la maigreur n'est pas occasionnée par *la maladie,* ou qu'elle n'est pas trop ancienne (car pour la guérir il faut la surveiller et la combattre de bonne heure), on pourra espérer de la voir disparaître, en suivant un régime hygiénique très sévère, aidé d'un traitement médical longtemps continué.

Traitement. D'une part, augmenter la quantité et la qualité des éléments de réparation.

Cette nécessité a été bien comprise jadis par Brillat-Savarin, qui disait : « Pour les femmes qui sont nées maigres, mais qui ont l'estomac bon, nous ne voyons pas qu'elles puissent être plus difficiles à engraisser que les poulardes, et s'il faut y mettre plus de temps, c'est que les femmes ont l'estomac comparativement plus petit et qu'elles ne peuvent comme les animaux être soumises à un régime rigoureux et ponctuellement exécuté. »

Bien que la comparaison entre les femmes et les poulardes soit quelque peu irrévencieuse pour le beau sexe, l'observation ne manque pas de justesse ; la preuve n'en serait-elle que dans les expériences d'alimentation forcée qui viennent d'être faites récemment et dont les résultats sont très remarquables.

L'application de ce procédé, aidé par la séquestration bien comprise, ne pourrait-il devenir un moyen efficace de combattre la maigreur ?

Chez certains peuples de l'Afrique (près du Zanguebar), où l'ampleur des formes est particulièrement recherchée, on procède méthodiquement à l'engraissement des femmes de haute classe par le lait et par le repos.

Quoi qu'il en soit, sans aller jusque-là, on se trouvera bien des conseils suivants :

Tout d'abord, il est d'une importance capitale de s'assurer si les organes digestifs seront en état de subir une augmentation de nourriture qui doit être en rapport avec leur fonctionnement.

L'alimentation sera composée de viandes noires diversement accommodées, de jus et d'extraits de viandes noires, de consommés et de bouillons.

Concurremment avec les viandes, on fera usage des corps gras : lait, crème, beurre, graisses de toute sorte, huiles végétales et animales, gelées de viandes, légumes féculents et pâtes. Le pain, pour être plus nourrissant, sera fait d'un mélange de farine de froment, de seigle et de son fin, devra n'être pas trop cuit. La boisson, assez abondante, sera de bonne bière ou de très bon vin vieux.

D'autre part, en même temps qu'on augmentera les éléments de reconstitution, il faudra par compensation réduire les dépenses organiques. Dans ce but, assurer le bon fonctionnement de l'appareil digestif, prolonger le sommeil, prendre souvent des bains chauds peu prolongés, diminuer le travail, s'abstenir d'excès et de toute fatigue qui pourrait produire une déperdition des forces. De plus encore, à la tranquillité physique doit s'ajouter la tranquillité morale, sans quoi il serait inpossible d'arriver à un bon résultat.

DEUXIÈME PARTIE

HYGIÈNE DE LA BEAUTÉ

SOINS DE LA TOILETTE.
RECETTES ET FORMULES DES MEILLEURS
COSMÉTIQUES.

Des cosmétiques. Falsification des cosmétiques.
Du teint et de la peau. Hygiène. Toilette du
visage. Eaux de toilette. Eaux de Cologne. Vinaigres de toilette. Lotions contre les taches de
rousseur. Pommades pour la peau. Cold-cream.
Des poudres pour le visage et pour le corps. Des
fards. De la chevelure. Pommades pour les cheveux. La calvitie est incurable. Topiques contre
la chute des cheveux. Des dépilatoires. Leur effi-
cacité et leurs dangers. Des soins de la bouche et
des dents. Mixture contre le mal de dents. Eaux,
élixirs, opiats et poudres dentifrices. Gargarismes
contre la fétidité de l'haleine. Soins des mains et
des ongles. Pâtes pour les mains. Topique contre

les verrues. Topique contre les engelures. Soins des pieds et des ongles des pieds. Topiques contre la fétidité de la transpiration des pieds. Topiques contre les cors et les durillons. Des bains, de leur utilité. Bains chauds, tièdes, frais et froids. Bains aromatiques, parfumés, stimulants, émollients, bains de mer artificiels, bains sulfureux et sulfuro-gélatineux.

L'hygiène de la femme ne consiste pas uniquement dans les soins de sa santé. Elle doit encore s'étendre aux soins de la toilette. Il est à regretter que ces soins ne soient ni plus rigoureusement appliqués ni plus répandus. Ils se confondent parfois avec les soins de propreté, ils s'en séparent quand ils tombent dans la coquetterie. Pour qu'ils soient utiles, il faut que les cosmétiques (savons, élixirs, eaux, poudres et fards) employés, soient faits avec des matières de premier choix, exempts de produits dangereux, sujets à rancir ou à se décomposer rapidement à l'air libre.

Les cosmétiques dans tous les temps et dans tous les pays, ont occupé une place importante dans la toilette de la femme, mais ce n'est que depuis une trentaine d'années que leur extension est devenue si considérable.

C'est à la France que s'adressent aujourd'hui tous les pays du monde, pour se procurer la parfumerie dont ils ont besoin.

Nous applaudirions à cette extension (qui indique un certain souci de la propreté) si tous les produits de la parfumerie étaient honnêtement préparés ; mais il en est autrement.

Il y aurait un livre bien curieux et bien instructif à faire sur les falsifications de la parfumerie, pour démontrer comme l'a écrit le savant professeur O. Réveil, « que le plus grand nombre des cosmétiques constituent des poisons violents capables de déterminer des accidents graves et qui pourraient devenir des instruments de crimes. »

Aussi nous joignons-nous à lui pour dire « qu'il y a un vrai danger pour la santé publique à laisser vendre *sans contrôle* sous le nom de cosmétiques des préparations qui peuvent exercer sur la santé une action des plus nuisibles. »

Nous n'en voulons qu'un exemple qui

vient de nous être fourni par le laboratoire municipal de chimie, établi dernièrement à la préfecture de police de Paris. Sur *trente-deux* échantillons de parfumerie analysés *quatre* seulement ont été reconnus bons et *vingt-huit mauvais*!

Ces chiffres sont assez éloquents pour qu'on ne nous accuse pas d'exagération.

Est-ce à dire qu'il n'y a pas de maisons honorables où l'on puisse se procurer des cosmétiques irréprochables comme finesse et pureté des parfums et comme qualité et fraîcheur des matières premières qui servent à les préparer? En aucune façon et si un sentiment de discrétion et de réserve facile à comprendre ne nous l'interdisait absolument, nous pourrions citer tel ou tel produits de maisons très recommandables et qui se sont fait connaître par l'excellence de leurs préparations et par le soin qui préside à la fabrication.

Nous ne voulons que mettre nos lectrices en garde contre certains produits dignes tout au plus d'être débités dans les foires, vantés à toute réclame par des spéculateurs effrontés qui ne craignent pas de vendre au poids de l'or des préparations parfois dangereuses et souvent sans effet.

En outre, les maisons recommandables par cela même qu'elles ne veulent livrer au commerce rien qui ne soit digne de leur réputation, sont obligées de hausser leurs prix, et souvent la femme économe ou celle dont le budget est peu élevé, doit s'adresser à des maisons moins scrupuleuses, au risque de n'avoir que des produits frelatés. C'est pour cela que nous voulons indiquer à la femme les meilleures recettes et formules qui lui permettront de préparer elle-même ou de faire préparer sans grand frais les cosmétiques dont elle fera usage.

Jadis, c'était une de ses occupations favorites, Catherine de Médicis en apporta le goût qui dura tout le règne de Louis XIV. Sous Louis XV les grandes dames ne dédaignaient pas de barbouiller leurs jolis doigts roses, d'axonge, de benjoin et de lavande; c'était le temps où Mme de Warens poursuivait Jean-Jacques et le balafrait de ses cosmétiques bizarres. Mais autres temps, autres mœurs.

DU TEINT ET DE LA PEAU.

La fraîcheur et le teint de la peau dépendent du milieu dans lequel on vit, des
variations atmosphériques, du très grand
froid ou de la chaleur trop vive, du soleil et
du hâle, mais ils dépendent encore plus de
l'état général de la santé : pour conserver
la fraîcheur du teint et ne pas *vieillir* de
bonne heure, il faut pouvoir se soustraire
aux émotions quelles qu'elles soient. Les
joies violentes, subites, les chagrins, les
pleurs, les colères, les abus de toutes sortes,
l'excès d'oisiveté et de bien-être aussi bien
que l'excès de fatigue, la misère et les veilles
sont également funestes à la conservation de
la beauté. Il faut se lever matin, se coucher
de bonne heure, être sobre, rester sur son
appétit, ne faire des excitants qu'un usage
modéré, se nourrir d'aliments variés, assez
abondants et faciles à digérer, légers, peu
nutritifs et d'une digestion plus aisée encore
pour les femmes d'un tempérament sanguin auxquelles, surtout à l'approche de
l'âge de retour, le sang monte souvent au

visage et à la tête. Ce régime sera complété par l'abstention du vin pur qu'il faudra largement mouiller de bonne eau potable. Les liqueurs, le thé et le café seront rigoureusement proscrits.

Les femmes dont le teint est pâle, se nourriront abondamment : les aliments seront très réparateurs ; le vin sera vieux et de bonne qualité. Mais dans tous les cas, et la recommandation s'applique à tous les tempéraments, le ventre sera toujours tenu libre par les moyens déjà indiqués.

C'est à l'observation de ces règles générales d'hygiène plus qu'à toute la série des cosmétiques qu'on devra la conservation de la santé et de la beauté.

La toilette du visage se fait au moyen d'une éponge ou d'un coin de serviette trempé dans l'eau légèrement aromatisée ou parfumée. Celle-ci ne doit jamais être ni trop froide ni trop chaude ; le savon qui devra être employé sera le savon médicinal, avec ou sans parfum ; ce savon, à cause de sa pureté, n'irrite ni ne durcit la peau. Certaine peaux, celles qui sont sèches et rudes au toucher, s'accommodent très-bien du nettoyage fait avec des corps gras, tels que la pommade aux concombres ou le cold-cream.

Les cosmétiques s'emploient simultanément ou postérieurement aux lavages : les bains aidant, ils entretiennent la souplesse et la fraîcheur de la peau. Ils la préservent encore des gerçures, des crevasses et des démangeaisons. Enfin, ils dissipent l'odeur de certaines sueurs locales.

On peut diviser les cosmétiques de la peau le plus ordinairement employés, en eaux, vinaigres, pommades, poudres et fards.

EAUX DE TOILETTE

Les eaux ou cosmétiques alcooliques sont excellentes : elles nettoient parfaitement la peau, lui donnent de la fermeté et enlèvent le produit des diverses secrétions et de la transpiration. Elles sont sans dangers, à condition de ne pas contenir, comme certaines eaux de Cologne, soit des produits de qualité inférieure soit des toxiques en dissolution (acétate de plomb ou sel de Saturne).

Voici quelques formules prises parmi les meilleures.

EAU DE COLOGNE.

Esprit de vin..................	470	grammes
Huile volatile de citron........	7	—
— de cédrat.........	4	—
— de bergamote....	6	—
— de lavande.......	3	—
Teinture de benjoin..........	12	—
— de musc...........	10	gouttes.
— d'ambre...........	20	—

Mèlez et laissez reposer pendant quelques jours; filtrez et mettez en flacons.

En vieillissant, les eaux de Cologne gagnent beaucoup en finesse et en parfum.

EAU DE COLOGNE (*Piesse*).

Esprit de vin................	1	litre.
Essence de néroli	1	gramme.
— de romarin..........	1	—
— de zestes de citron....	5	—
— de zestes d'oranges....	5	—
— de bergamote	2	—

Mêlez et agitez fortement.

Laissez reposer quelques jours avant de mettre en flacons.

ESSENCE DE BOUQUET.

Esprit de roses triple..........	125	grammes
Extrait (ou teinture) d'ambre gris.....................	10	—
Extrait (ou teinture) d'iris de Florence..................	55	—
Essence de citron............	2	—
— de bergamote........	7	—

Mêlez et filtrez après quelques jours de repos.

Si l'on ne pouvait facilement se procurer l'esprit de roses triple, on pourrait le remplacer par de l'esprit-de-vin, auquel on ajouterait cinq gouttes d'essence de roses.

PARFUM DE L'ELEGANTE.

Esprit de vin...............	250	grammes
Essence de girofle............	2	—
— de roses.............	6	gouttes.
— de bergamote........	2	grammes
— de lavande..........	4	—
Teinture de vanille..........	20	—
— de benjoin.........	20	—
— de musc...........	10	—

Mêlez, agitez et laissez reposer au moins pendant quinze jours, puis filtrez et mettez en flacons.

VINAIGRES DE TOILETTE.

On doit rejeter l'application des vinaigres de toilette faite aux soins de la bouche et du visage.

Etendus dans beaucoup d'eau ils nettoient très bien la peau, ils activent la vascularité, augmentent la circulation veineuse, et entretiennent la fermeté des tissus qu'ils tonifient et dont ils corrigent la prédisposition variqueuse. Enfin, ils agissent comme astringents sur les muqueuses.

Ils conviennent surtout pour les soins du corps, la toilette intime et les bains.

Il va sans dire que les vinaigres ne produiront ces résultats que lorsqu'ils auront été préparés habilement, avec des produits fournis par la distillation du vin et exempts de matières dangereuses.

VINAIGRE DE TOILETTE.

Vinaigre blanc (de vin)........	5oo grammes
Extrait ou (teinture) de cassie..	11o —

—   —   d'iris 55   —
Esprit de roses triple.......... 55   —
    Mêlez.

VINAIGRE DE COLOGNE.

Eau de Cologne............. 100 grammes
Acide acétique à 8e.......... 900   —
    Mêlez.

VINAIGRE COSMÉTIQUE EXTRA.

Esprit de vin................ 250 grammes
Teinture de benjoin......... 200   —
Baume du Pérou............ 12   —
Vinaigre aromatique concentré. 15   —
Essence de néroli............ 1   —
  —   de muscade (ou girofle).   0 50 centig.

Mêlez exactement. filtrez après 8 jours de repos
et mettez en flacons.

VINAIGRE DE TOILETTE *(Dorvault)*.

Teinture de benjoin......... 50 grammes
Eau de Cologne............. 15   —
Vinaigre radical............ 250   —
    Mêlez.

Cette composition, facile à préparer, est très
agréable.

VINAIGRE DE TOILETTE.

Eau de Cologne............... 120 grammes
Teinture de benjoin.......... 2 —
Vinaigre radical............. 6 · —
    Mêlez.

Cette préparation est (comme la précédente) re-commandable par sa simplicité, sa facilité de prépa-ration et son excellente qualité.

LAIT VIRGINAL.

Eau de roses................ 5oo grammes
Teinture de benjoin.......... 15 —
    — de musc............. 4 —

Dans cette préparation, il faut, pour éviter le pré-cipité, ajouter l'eau très doucement aux teintures. On peut supprimer la teinture de musc.

Sous des noms divers, les préparations suivantes sont vendues à des prix dont l'exa-gération tient à ce que ces produits possèdent des qualités depuis longtemps reconnues.

COSMÉTIQUE DU VISAGE.

Eau de roses................. 125 grammes
Bi-chlorure d'hydrargyre...... 0,10 centig.
Chlorhydrate d'ammoniaque... 0,10 —
Essence d'amandes amères..... 2 grammes
    Mêlez.

Cette eau convient particulièrement aux peaux fines sujettes aux petites dartres farineuses et aux démangeaisons.

COSMÉTIQUE CONTRE LES TACHES DE ROUSSEUR
(HARDY).

Eau distillée................ 125 grammes
Sulfate de zinc.............. 1 —
Acétate de plomb............ 1 —
Sublimé .... 0,25 centig.

Cette eau est très vantée contre les éphélides ou taches de rousseur.

La préparation suivante est celle que nous recommandons tout particulièrement contre les éphélides, les macules, le masque, les rougeurs et les démangeaisons du visage.

LOTION CONTRE LES TACHES DU VISAGE.

Eau distillée de roses........ 90 grammes
Esprit de vin................ 30 —
Glycérine distillée.......... 15 —
Acide hydrochlorique dilué.... 4 —
Bi-chlorure d'hydrargyre...... 0,15 centig.

Mêlez exactement.

On appliquera cette lotion le soir; le lendemain matin, on opérera un lavage savonneux. Continuer le traitement au moins pendant un mois.

Les trois préparations ci-dessus demandent un certain soin dans l'application, et une certaine durée du traitement.

LOTION CONTRE LES ROUGEURS
ET LES DÉMANGÉAISONS DU VISAGE.

Eau de roses.................	100 grammes
Glycérine distillée...........	5 —
Bi-borate de soude...........	5 —
Teinture de benjoin..........	5 —

Mêlez et filtrez.

En lotions, matin et soir après la toilette du visage.

POMMADES POUR LA PEAU.

Les pommades sont presque toutes nuisibles à la peau, à moins d'être fraîchement préparées; faites avec des graisses animales, elles rancissent très facilement; rancies, elles causent à la peau de l'irritation, des rougeurs, des boutons, des petites dartres et des démangeaisons.

Parmi les meilleures pommades, nous citerons la pommade aux concombres fraîche et bien préparée, et le cold-cream souvent renouvelé.

Voici deux préparations de cold-cream inaltérable.

COLD-CREAM.

1re préparation.

Mucilage et pepins de coings...	40	grammes
Savon médicinal...............	2	—
Blanc de baleine...............	10	—
Glycérine distillée............	5	—

Mêlez.

COLD-CREAM.

2e |préparation.

Pétréoline blanche...............	5o grammes
Blanc de baleine	15 —
Cire blanche.................	7 —
Eau de roses.................	15 —
Teinture de benjoin..........	4 —
Essence de roses..............	2 gouttes.

Mêlez l'eau de roses à la teinture, passez le mélange sur une toile dans un vase au bain-marie;
d'autre part, faites fondre la pétréoline, la cire et le
blanc de baleine.

Versez le tout dans le vase avec le liquide aromatique et agitez vivement jusqu'à complet refroidissement. Alors seulement ajoutez l'essence de roses.

POMMADE DE RAISINS POUR LA PEAU.

Grains de raisins frais, bien mûrs, choisis et égrainés.....	25o grammes
Huile d'amandes douces......	5oo —
Cire blanche en grains........	25o —

Essence de roses ou autre en quantité suffisante
pour aromatiser.

On écrasera les raisins, on les placera
dans un vase de porcelaine avec l'huile et
la cire, on fera évaporer l'élément aqueux à

une douce chaleur ; on laissera macérer quelques heures, on passera par expression au travers d'un linge en ayant soin d'ajouter l'essence avant le complet refroidissement de la pommade.

Pour donner à cette excellente préparation une belle couleur rose ou rouge, aux autres substancés en macération mêlez de 10 à 20 grammes de racines d'orcanète.

TACHES ET ÉRUPTIONS DU VISAGE.

Pour faire disparaître les taches pigmentaires, les taches et les éruptions de la face, le *docteur Unna* conseille ce traitement :

Tous les soirs faire une application de l'emplâtre mercuriel simple ou de la pommade suivante :

POMMADE CONTRE LES ÉRUPTIONS DU VISAGE.

Beurre de cacao............	10 grammes
Pétréoline blanche...........	20　—
Baume du Pérou...........	4　—
Précipité blanc............	1, 5o cent.

　　　　Mêlez.

Cette application a lieu le soir, après un lavage préalable de la peau avec de l'eau de Cologne ou de l'alcool : la pommade est enlevée le lendemain matin.

Pour masquer les taches pendant le jour, le docteur Unna vante beaucoup l'emploi d'un fard dont l'usage, très répandu dans la société viennoise, est inoffensif pour la peau et dont voici la formule :

FARD VIENNOIS.

Chlorate de bismuth...........	5 grammes	
Kaolin......................	5	—
Vaseline....................	3o	—
Mêlez.		

Les régions de la peau envahies par les taches sont enduites de cette préparation, le matin, après un lavage préalable à l'eau. Avec l'usage alternatif de ces deux préparations, les taches pigmentaires disparaissent très vite *sans altération de la peau.*

Le fard Viennois peut aussi servir à masquer les cicatrices et les rides.

POMMADE POUR LES LÈVRES.

La meilleure pommade pour les lèvres est la pommade rosat que préparent les pharmaciens. Elle colore bien les lèvres et les préserve des gerçures et des crevasses.

POMMADE CONTRE LES GERÇURES DES LÈVRES ET DES SEINS.

Pétréoline blanche............ 15 grammes
Baume du Pérou............. 2 —
Essence de roses.............. 1 goutte.

Mêlez.

DES POUDRES DE TOILETTE.

Les poudres, soit pour le visage, soit pour le corps, adoucissent la peau et lui enlèvent l'excès d'humidité.

L'usage des poudres est très recommandable, à condition qu'elles soient préparées avec des substances de premier choix et qu'elles ne contiennent pas de produits toxiques ou sans valeur tels que le carbonate de plomb ou céruse, la craie et le plâtre en poudre.

Il est bien préférable, que la femme prépare elle-même ou fasse préparer à son gré les poudres dont nous donnons ici quelques formules.

POUDRE POUR LE VISAGE.

Amidon de riz pur............	100 grammes
Sous-nitrate de bismuth pur....	25 —
Essence de lavande............	5 gouttes.
— de roses............	3 —

On peut donner à cette poudre, une belle

couleur allant du rose tendre au rouge le plus brillant, en incorporant au mélange de cinq à vingt-cinq centigrammes de carmin n° 1.

Contre les rougeurs, les cuissons et les coupures qui se produisent dans les plis du corps chez les personnes grasses, on emploiera la poudre suivante :

POUDRE POUR LE CORPS.

Sous-nitrate de bismuth.......	20	—
Poudre de tan................	20	—
Lycopode....................	20	—

Laver et sécher les parties malades avant chaque application.

Enfin nous conseillons pour les aisselles et pour les autres parties du corps dont les sueurs répandent une odeur désagréable, le mélange qui suit :

POUDRE POUR LE CORPS.

Talc de Venise vrai..........	60	grammes
Iris de Florence pulvérisé......	30	—
Chloral hydraté	3	—
Triturez et mêlez très exactement.		

Conserver cette poudre dans un flacon herméti-quement bouché.

DES FARDS.

En principe quel que soit le fard, nous n'en conseillons jamais l'usage.

Mais la vie a ses exigences et ses nécessités. On ne peut toujours aller contre et de deux maux il faut choisir le moindre.

Les fards sont ordinairement dangereux, surtout les fards blancs. Sous le nom de *blanc d'argent* et de *blanc de perles*, on ne vend autre chose que du blanc de céruse en poudre mélangé plus ou moins intimement à d'autres poudres sans valeur. Le sous-nitrate de bismuth ou l'oxyde blanc de zinc lorsqu'ils sont purs, sont inoffensifs, mais ils sont chers. On leur préfère un produit dangereux qui coûte peu, *couvre mieux* et à plus d'adhérence.

Seulement il faut que l'on sache que ces fards à base de céruse altèrent rapidement la peau, la dessèchent et l'irritent ; l'épiderme se gerce, se fendille, devient rugueux et comme écailleux ; sous leur action la peau se ride promptement, le tour de l'orbite se bistre, les traits s'altèrent, la fraîcheur du teint et le velouté de la peau disparaissent rapidement et sont remplacés par une couleur blafarde et terne, causée par l'arrêt des fonctions de la peau.

Ce n'est pas tout : ce toxique absorbé par la peau, pénètre dans le torrent circulatoire ; longtemps employé il détermine sur le système nerveux des accidents parfois fort graves ; et qui, commençant par des spasmes, des mouvements nerveux involontaires (tics), vont jusqu'aux convulsions épileptiformes, aux affections cérébrales, au ramollissement du cerveau et de la moelle épinière, aux coliques et à la paralysie.

Les fards sont fabriqués sous la forme de poudre ou sous la forme liquide.

Malgré les inconvénients que nous reconnaissons à l'emploi des fards en général (car, si bons qu'ils soient, ces cosmétiques n'en produisent pas moins un obstacle ou un arrêt plus ou moins complet des fonctions de la peau), nous donnerons quelques formules des meilleures ou, pour mieux dire, des moins mauvaises.

FARD BLANC EN POUDRE.

Craie de Briançon............ 125 grammes
Oxyde de bismuth...........   15   —
  —   blanc de zinc.........   10   —
Essence de roses............   5 gouttes.

Mêlez.

FARD ROUGE EN POUDRE.

Talc de Venise nº 1...........   5o gr.
Carmin pur nº 1.............   1   5o cent.
Gomme adragante pulvérisée..   o   5o   —

Mêlez très exactement.

Pour l'usage, délayer une quantité suffisante de cette poudre dans une très petite quantité d'eau de roses.

BLANC DE PERLES LIQUIDÉ (*pour le théâtre*).

Eau de roses ou de fleurs d'o-
  ranger....................   5oo grammes
Oxyde de bismuth...........   100   —
Triturez longtemps jusqu'à mélange parfait.

FARD ROUGE LIQUIDE.

(*fleurs de roses, Piesse*).

Ammoniaque liquide.........   3 gr. 5o
Carmin nº 1.................   1 — 75

Esprit de roses triple..........   3 gr. 5o
Eau de roses triple...........   125 —

On laisse le carmin à l'action de l'ammoniaque
pendant deux jours; ce temps passé, on ajoute l'eau
de roses et l'esprit de roses triple. Laisser reposer le
mélange pendant huit jours et mettre en flacons.

————————

DE LA CHEVELURE.

A la condition d'être abondante, longue fine et brillante, ce qui indique généralement, une bonne santé, la chevelure contribue beaucoup à la beauté de la femme.

Pour conserver la chevelure et pour éviter son altération ou sa chute, il faut suivre le meilleur régime alimentaire et hygiénique possible.

On évitera de se couvrir la tête, même pendant les froids, de tirailler les cheveux, de les tordre et surtout de les friser artificielle- ment, ce qui les rend secs, durs, cassants et les prédispose à tomber. Ces effets perni- cieux se produisent encore si la tête est trop souvent plongée dans l'eau ou les cheveux mouillés pour être lissés.

Les soins ne sont pas seulement négatifs. Ils doivent être assidus et incessants pour entretenir propre la chevelure qu'il faut aérer au moyen du déméloir dont l'emploi est bien préférable à celui du peigne fin :

ce dernier ne doit être que rarement employé. Il faut de beaucoup lui préférer la brosse dont l'effet sera non-seulement d'enlever la poussière et les pellicules, mais encore de provoquer une excitation très favorable aux fonctions du cuir chevelu et du bulbe capillaire.

De temps en temps et surtout lorsqu'on fait usage de corps gras pour les cheveux, il est bon de nettoyer la tête soit avec de l'eau contenant un peu d'ammoniaque, de soude ou de potasse, soit avec un jaune d'œuf délayé dans une cuillerée d'eau tiède, soit enfin avec la préparation suivante :

LOTION POUR NETTOYER LA TÊTE.

Ecorce de bois de Panama....   5o grammes
Alcool.......................   200   —
Essence de bergamote.........   15 gouttes.

Faire macérer pendant huit jours et filtrer.

Les cosmétiques en bâtons ou autres qui ont pour but de coller et de graisser fortement les cheveux, doivent être proscrits. Les pommades elles-mêmes ne doivent être que rarement employées et seulement lorsque l'exige la sécheresse naturelle ou accidentelle des cheveux.

Lorsqu'on voudra préparer soi-même les pommades dont on a besoin, il faut, pour qu'elles ne deviennent pas nuisibles, n'en préparer à la fois qu'une petite quantité.

POMMADE POUR LES CHEVEUX

Moëlle de bœuf, lavée à l'eau froide, fondue au bain-marie et passée, sans expression, au travers d'un linge fin........	15 grammes
Huile d'olive vierge..........	15 —
Essence quelconque, en quantité suffisante.	

Cette pommade est la meilleure pour entretenir les cheveux souples et brillants.

POMMADE TONIQUE POUR LES CHÉVEUX.

Pétréoline blanche...........	25 grammes
Huile d'amandes douces.......	10 —
Alcoolat de lavande..........	10 —
Sulfate de quinine...........	2 —
Tannin.....................	1 —
Essence de roses.............	2 gouttes.

Cette pommade réussit très souvent à arrêter la chute des cheveux.

POMMADE CONTRE LES PELLICULES.

Pétréoline jaune..............	20 grammes	
Huile d'amandes douces......	6	—
Huile de cade (vraie).........	4	—
Turbith minéral.............	1	—

Mêlez.

Tous les soirs pendant trois jours, étendre de cette pommade sur tout le cuir chevelu, puis opérer un nettoyage de la tête au moyen d'un jaune d'œuf délayé dans une faible quantité d'eau tiède, frotter pour faire mousser et laver ensuite à grande eau de savon chaude, sécher la tête et remettre de la pommade. Trois à cinq applications semblables suffisent ordinairement pour produire la guérison.

Il est un excellent moyen pour les personnes qui cultivent des fleurs de se préparer une pommade des plus agréables et des meilleures.

On fait macérer dans un vase en porcelaine placé au bain-marie à une douce chaleur autant de fleurs qu'il en peut tenir dans une quantité indéterminée de panne (graisse de porc) de moëlle de bœuf bien épurée et lavée plusieurs fois à froid. (Il est préférable de remplacer les graisses par la pétréoline, qui ne rancit que très difficilement). Après vingt quatre heures, on retire les fleurs et on en met de nouvelles. On répète l'opération pendant huit jours, on passe à travers un linge fin et on met en pot. On peut obtenir ainsi des pommades au *Réséda*, à l'*Héliotrope* à la *Tubereuse*, à la *Rose*, etc.

DES TEINTURES POUR LES CHEVEUX.

Nous n'avons pas besoin de dire que les teintures appliquées sur les cheveux sont loin de jouir d'une innocuité complète. Il en est de fort dangereuses, et qui longtemps continuées ou mal appliquées, peuvent produire de graves accidents.

Nous reconnaissons d'ailleurs que les dames ne font pas de ces teintures l'usage qu'en font les hommes et qu'elles préfèrent garder intacte une belle chevelure grise ou blanche que de courir le risque de la perdre entièrement en précipitant par ces moyens l'arrivée de la calvitie. Elles ont du reste la ressource des nattes, tours de tête, chignons, etc, qui, lorsque leur poids n'est pas exagéré et leur emploi trop prolongé ne peut causer aucun mal.

ALOPÉCIE. — CALVITIE.

Souvent les cheveux, au lieu de blanchir tombent sans qu'il soit possible d'en déterminer la cause. Cependant on ne doute pas que les chagrins, les émotions très vives, la fatigue intellectuelle et certains états généraux (goutteux, arthritiques, herpètiques et syphilitiques) ne produisent l'alopécie. Mais les causes les plus habituelles sont le défaut de nutrition des follicules pileux, l'altération du follicule lui-même, la diminution ou l'arrêt de la sécrétion des glandes pileuses, et surtout le pityriasis (pellicules).

On reconnaît que les cheveux sont malades lorsqu'ils deviennent ternes, secs et cassants. Dans ce cas, ce qui convient le mieux est l'application sur le cuir chevelu, de l'une ou l'autre des deux préparations suivantes.

PREMIÈRE PRÉPARATION.

Glycérine......................	10 grammes
Eau de roses.................	120 —
Borate de soude.............	1 —

Mêlez.

DEUXIÈME PRÉPARATION.

Pétréoline rouge.............	45	grammes
Goudron de Norwège........	5	—
Soufre pulvérisé.............	5	—

    Mêlez.

Cette dernière préparation convient surtout lorsque la tête est recouverte de pellicules.

Opérer le nettoyage de la tête une ou deux fois par semaine.

LOTION CONTRE LA CHUTE DES CHEVEUX.

Eau de roses...............	90	grammes
Glycérine pure.........	15	—
Alcool....................	50	—
Alcoolat de romarin.........	20	—
Teinture de cantharides.......	8	—
Carbonate de potasse.........	6	—

    Mêlez.

En lotions tous les soirs.

LOTION CONTRE LA CALVITIE (Dr ROCHE.)

Savon vert...................	60	grammes
Alcool....................	60	—
Essence de lavande..........	1	—

Faites dissoudre et filtrez.

Le matin ou le soir, on étale sur la tête une ou deux cuillerées de cette lotion. On ajoute ensuite de l'eau, et on frictionne avec les doigts, de manière à produire une mousse abondante. Après une friction de quatre ou cinq minutes, on enlève tout le savon avec de l'eau chaude et on sèche complètement les cheveux.

Cette opération doit être répétée chaque jour pendant un mois.

La lotion qui va suivre a été recommandée par le docteur Loocock à la reine d'Angleterre, pour favoriser la pousse des cheveux et pour arrêter leur chute.

LOTION DU DOCTEUR LOOCOCK.

Ammoniaque liquide..........	3 gr.	54
Essence d'amandes amères.....	3 —	54
Esprit de romarin............	28 —	33
Essence de macis....	0 —	88
Eau de roses................	73 —	

Mêlez l'essence d'amandes amères à l'ammoniaque : ajoutez les essences, agitez fortement et ajoutez peu à peu l'eau de roses.

En lotions tous les soirs.

DÉPILATOIRES.

La dépilation a été pratiquée de tout temps.

Tous les dépilatoires connus jusqu'à présent sont dangereux. Le rusma du sérail lui-même, si vanté chez les Orientaux, est composé de caustiques assez énergiques pour causer des accidents. Son emploi doit être rejeté. Il vaut mieux procéder par avulsion à la pince, si on ne craint pas trop la douleur. Cependant avec quelques précautions on pourra sans dangers se servir des deux formules suivantes :

DÉPILATOIRE CHIMIQUE (BOUDET).

Chaux vive en poudre......... 10 grammes
Sulfhydrate de soude.......... 3 —
Amidon pulvérisé............. 3 —

Mêlez et bouchez hermétiquement le flacon qui contient cette préparation.

Au moment de s'en servir on délaye un peu de la poudre dans quelques gouttes d'eau. Par ce mélange, on forme une pâte molle que l'on applique sur la peau qu'il s'agit d'épiler. Au bout de quelques minutes l'effet est produit.

DÉPILATOIRE CHIMIQUE (O. RÉVEIL.)

Sulfhydrate de chaux en pâte,
    bien égoutté................ 20 grammes
Glycérolé d'amidon.......... 10 —
Amidon pulvérisé............ 10 —
Essence de citron............ 20 gouttes.
    Mêlez exactement.

Étendre de cette préparation sur la partie à épiler et la laisser en contact de dix à vingt minutes.

SOINS DE LA BOUCHE
ET DES DENTS.

Les soins de la bouche consistent à faire des lavages et des rinçages assez fréquents avec de l'eau aromatisée ni trop chaude, ni trop froide. Les dents sont nettoyées des dépôts ou du tartre dont elles sont recouvertes, au moyen de brosses un peu dures pour les personnes lymphatiques dont les gencives sont pâles et décolorées, au moyen de brosses douces pour les personnes dont les gencives rouges et gonflées saignent facilement.

A la friction de la brosse s'ajoute l'effet des eaux ou élixirs, des opiats et des poudres dentifrices.

Il faut éviter d'employer des compositions contenant des acides ou des corps trop durs, comme le corail, l'os de seiche, etc., dont l'effet est très nuisible à l'émail des dents et aux gencives.

Pour enlever les débris d'aliments, qui s'introduisent soit entre les dents, soit dans la cavité des dents gâtées, on devra, sans recourir ni aux aiguilles, ni aux épingles, ni généralement aux pointes d'acier, employer de préférence le cure-dents en bois flexible, en plume ou en argent.

Dans tous les cas, il est infiniment préférable de remplacer le cure-dents par des rinçages répétés de la bouche.

Pour conserver ses dents, on devra s'abstenir de manger et de boire ou trop chaud ou trop froid, de casser, de couper ou de broyer des corps trop durs. On n'abusera pas du sucre qui surtout, dans le jeune âge, exerce un réel effet sur les dents.

MIXTURE CONTRE LE MAL DE DENTS.

Chloroforme......................	1	grammes
Créosote........................	1	—
Teinture thébaïque.............	1	—
Baume du commandeur........	3	—

Mêlez.

On introduira dans la dent préalablement nettoyée et séchée, une boulette de coton ou un peu d'amadou imbibé de cette mixture.

Un très bon moyen de calmer rapidement le mal de dents consiste à introduire dans la cavité de la dent cariée une boulette formée de deux ou trois petits fragments de chloral hydraté entourés de coton.

Pour les soins ordinaires de la bouche, il sera facile de préparer soi-même les élixirs, poudres et opiats dont nous donnons ci-après les recettes.

ELIXIR DENTIFRICE.

Alcoolat de cochléaria........   10 grammes
  —   de gayac   10   —
  —   de menthe....   30   —
Teinture de quinquina........   10   —

    Mêlez.

Quelques gouttes de cet élixir suffisent pour aromatiser l'eau qui doit servir à rincer la bouche.

EAU DENTIFRICE PARFUMÉE.

Alcoolat de menthe.........   20 grammes
  —   de lavande.........   15   —
  —   de gayac...........   20   —
Teinture de myrrhe.........   3   —

    Mêlez.

EAU DENTIFRICE TONIQUE (O. RÉVEIL).

Teinture de quinquina........	5o grammes	
— de cachou.........	10	—
Alcoolat de cochléaria........	3o	—
Hypochlorite de soude........	10	—
Essence de girofle...........	3	—

Mêlez.

EAU DE BOTOT MODIFIÉE (*Dorvault*).

Gayac.....................	15 grammes	
Girofle	10	—
Cannelle....................	10	—
Badiane ,....................	10	—
Cochenille triturée...........	5	—
Crème de tartre..............	5	—
Essence de menthe...........	5	—

Faire macérer le tout dans une bouteille d'esprit-de-vin.

EAU DE BOTOT INSTANTANÉE.

Teinture de gayac...........	5o grammes	
— de girofle..........	10	—
— de cannelle........	10	—
— de badiane.........	15	—
— de cochenille........	10	—
Crème de tartre.............	4	—
Essence de menthe.........	4	—
Alcoolat de lavande........ ..	15o	—

Mêlez.

OPIAT POUR LES DENTS.

Miel blanc...................	5o	grammes
Craie préparée..............	5o	—
Iris pulvérisé...............	25	—
Quinquina jaune royal........	25	—
Carmin nᵉ 1.................	1	—

Ajoutez au mélange, soit de l'essence de roses, d'anis, de girofle ou de menthe en quantité suffisante.

POUDRE DENTIFRICE.

Quinquina gris pulvérisé.....	10	grammes
Charbon de bois.............	10	—
Craie préparée..............	10	—
Essence de menthe.........	10	gouttes.

   Mêlez.

POUDRE DENTIFRICE.

Craie préparée..............	20	grammes
Magnésie carbonatée........	5	—
Iris pulvérisée...............	5	—
Laque carminée.............	1	—

   Mêlez.

POUDRE DENTIFRICE POUR NETTOYER LES DENTS NOIRCIES PAR LES PRÉPARATIONS FERRUGINEUSES.

Poudre de quinquina......... 10 grammes
—   de tannin........... 10   —
—   de charbon végétal... 10   —
Essence de girofle........... 5 gouttes.
       Mêlez.

On mouille une brosse douce, on la trempe dans la poudre, on frotte les dents, on lave la bouche avec de l'eau additionnée de quelques gouttes d'eau de Botot.

Contre la fétidité de l'haleine, on pourra employer avec avantage un mélange de charbon de bois en poudre et de miel à la dose de quelques cuillerées à café par jour. Dans l'intervalle, on sucera des pastilles de charbon, de cachou et de chlorate de potasse ; mais rien n'agira mieux que le gargarisme suivant :

GARGARISME CONTRE LA FÉTIDITÉ DE L'HALEINE.

Permanganate de potasse..... 1 à 2 grammes
Glycérine pure.............. 20   —

Eau distillée................ 90 —
Alcoolat de menthe......... 10 —

    Mêlez.

Cette préparation se décomposant rapidement demande à être renouvelée souvent.

Si la fétidité de l'haleine est due à la carie d'une dent, il ne faut pas hésiter à faire arracher cette dent.

SOINS DES MAINS ET DES ONGLES.

Pour conserver aux mains la blancheur, la finesse et la souplesse de leur peau, il faut ne pas se laver les mains avec des eaux trop chaudes ni trop dures; la dureté de l'eau se reconnaît aux flocons et aux grumeaux que forme le savon non dissous.

Le savon pour être de bonne qualité doit produire de la mousse pendant qu'on s'en sert et ne pas laisser la peau rude après qu'on s'en est servi. Il ne doit pas avoir d'odeur désagréable. Ces conditions sont remplies par le savon médicinal qui est le savon par excellence. Au contraire, avec des savons de mauvaise qualité, la peau ne tarde pas à se durcir, à se fendiller, à se crevasser et à devenir rugueuse au toucher. Les ongles amollis d'abord, deviennent bientôt secs et cassants.

Il sera facile de donner à la main et aux ongles toutes les qualités de finesse, de blancheur et de souplesse qui font une partie de leurs charmes, en faisant usage des compositions qui suivent :

PATE POUR LES MAINS.

Poudre de savon blanc........	90	grammes
Carbonate de potasse........	15	—
Pâte d'amandes.............	180	—
Essence de lavande.........	15	gouttes.
— de citron...........	20	—
— de girofle..........	10	—
— de bergamote........	15	—

Mêlez bien exactement.

PATE POUR LES MAINS.

Amandes amères blanchies et mondées...................	60	grammes
Huile d'amandes douces......	125	—
Essence de bergamote........	1, 50	centig.
— de girofle..........	1, 50	—
Jaunes d'œufs.............	2	

Ecrasez les amandes et triturez jusqu'à mélange parfait.

MIXTURE POUR LES MAINS.

Glycérine distillée	120	grammes
Bi-borate de soude.........	3	—
Teinture de benjoin........	2	—
Essence de girofle..........	2	gouttes.

Mêlez.

Avant de se coucher, on étendra de cette mixture sur les mains que l'on couvrira aussitôt de gants avec lesquels on passera la nuit.

Les engelures qui surviennent aux mains peuvent être prévenues par un peu de soin en évitant les transitions trop brusques de chaleur et de froid.

Au début, les engelures seront combattues par des onctions pratiquées avec les mixtures suivantes.

MIXTURE CONTRE LES ENGELURES.

Camphre.................	3	grammes
Teinture thébaïque.........	10	—
Baume du Commandeur.....	5	—

Mêlez.

MIXTURE CONTRE LES ENGELURES AU DÉBUT.

Collodion élastique...........	15 grammes
Teinture d'iode.............	5 —
Extrait thébaïque...........	o, 3o centig.

Mêlez.

En application au moyen d'un pinceau.

MIXTURE CONTRE LES ENGELURES NON
ULCÉRÉES.

Glycérine distillée...........	3o grammes
Borate de soude.............	4 —
Teinture d'opium...........	4 —
Essence de lavande..........	10 gouttes.
Acide phénique	5 —

Mêlez.

MIXTURE CONTRE LES ENGELURES ULCÉRÉES.

Cire jaune..................	8 grammes
Huile de lin...............	15 —
Teinture de benjoin........	10 —
Baume du Pérou............	4 —
Vaseline jaune.............	15 —
Essence de lavande..........	1 —

Mêlez.

Pour se débarrasser des poireaux et des
verrues qui surviennent parfois aux mains,

il suffit de toucher le sommet de ces verrues avec une allumette taillée en pointe à l'une de ses extrémités et préalablement trempée dans de l'acide nitrique pur. 6 à 10 opérations suffisent ordinairement. Si la douleur est trop vive, plonger rapidement la main dans l'eau froide.

Voici la formule d'une pommade qui remplit le même but.

POMMADE CONTRE LES VERRUES.

Bi-chromate de potasse...... 0 gr. 10 cent.
Axonge récente.............. 15 —
    Mêlez.

En application matin et soir.

Les ongles doivent être brossés et rognés souvent. Pour les rogner, il vaut mieux se servir d'un canif que de ciseaux dont la coupure est moins nette et entre les lames desquels l'ongle se casse quelquefois, si on n'a pas eu la précaution de laisser pendant quelques instants le bout des doigts plongés dans l'eau. On régularise ensuite la taille en la polissant avec une lime fine ou une pierre ponce de grain très fin, puis on enlève ce qui se trouve sous l'extrémité des ongles.

Il faut éviter de déchausser la racine des ongles et de les rogner trop près des chairs qui les bordent latéralement.

SOINS DES PIEDS ET DES ONGLES DES PIEDS.

Les pieds doivent être souvent lavés. Les ongles seront coupés fréquemment, sans jamais être rognés sur les angles ; par là on évitera de les voir pénétrer dans les chairs et produire ainsi *l'ongle incarné,* qui cause de si vives douleurs, surtout pendant la marche.

Les engelures des pieds se soignent comme celles des mains avec les préparations que nous avons indiquées d'autre part ; au début et lorsque les engelures ne sont pas ulcérées, on réussit fort souvent à les guérir au moyen de badigeonnages faits avec la teinture d'iode.

Les pieds sont très souvent le siège de transpirations qui, chez certaines personnes, sont exagérées et qui parfois répandent une odeur repoussante. C'est là une incommodité des plus désagréables et dont on se débarasse assez facilement par l'emploi des préparations suivantes :

MÉLANGE CONTRE LA FÉTIDITÉ DE LA TRANS-
PIRATION DES PIEDS.

Eau simple..................	225 grammes
Chroral hydraté.............	2 5o centig.
Borate de soude.............	2 grammes
Glycérine pure..............	25 —

Mêlez.

En compresses pendant la nuit.

AUTRE MÉLANGE CONTRE LA FÉTIDITÉ DES
PIEDS.

Sous acétate de plomb liquide.	29 grammes
Oxyde rouge de plomb......	1 —

Mêlez.

Au moyen d'un pinceau imprégné de ce mélange préalablement agité, on badigeonne les parties où les secrétions sont les plus abondantes, entre et sous les doigts des vieds où la peau se ronge et saigne quelquefois. Une application faite deux, trois ou quatre fois par semaine, le matin en se levant, suffit ordinairement pour obtenir le soulagement attendu. Il est essentiel de laisser sécher à l'air libre le liquide avant de se chausser.

Contre les cors, beaucoup de moyens ont été employés avec plus ou moins de succès; il en est cependant qui produisent un soulagement très appréciable, mais dont la durée, très variable du reste, est quelquefois très courte.

Voici un moyen qui a réussi fort souvent et que nous recommandons.

Prendre un morceau de sparadrap; en son milieu ménager une ouverture un peu plus petite que le cor sur lequel ce trou devra exactement s'appliquer quand le doigt sera enveloppé de sparadrap : Sur le cor ainsi laissé à jour on appliquera un très petit morceau d'amadou légèrement imbibé d'*acide acétique pur*, que l'on pourra se procurer chez le pharmacien; on recouvrira d'un morceau d'amadou plus grand et d'un linge. On renouvellera chaque jour l'opération : puis au bout de trois à cinq jours on prendra un bain de pieds chaud d'assez longue durée, après quoi le cor pourra être enlevé facilement.

DES BAINS

Les bains, quoique d'un usage très répandu, sont loin encore d'occuper dans l'hygiène la place importante qu'ils auront lorsque le public aura compris quels avantages on en peut tirer dans un grand nombre de malaises, de maladies, et quelle influence favorable ils exercent sur la santé générale.

Nous ne pouvons que recommander d'en faire un usage plus fréquent qu'il n'a été fait jusqu'à présent.

En bonne santé, on ne devrait pas passer trois ou quatre jours en été et une semaine en hiver sans prendre un grand bain.

Les bains simples sont destinés à enlever les résidus et les débris épidermiques provenant de secrètions et des exhalations de la peau ; en outre ils maintiennent toute la surface du corps dans un état de propreté qui permet à la peau de remplir toutes ses fonctions.

Les bains à base de médicaments contiennent diverses substances propres à produire des effets différents selon qu'ils contiennent des matières *émollientes, stimulantes, calmantes, sédatives,* etc.

Lorsque des motifs interdisent des grands bains généraux, on peut les remplacer par des ablutions multiples générales ou partielles, soit à l'eau tiéde, chaude ou froide, soit à l'eau pure ou contenant des substances médicamenteuses.

Quant au degré de chaleur, les bains se divisent en bains chauds, en bains tièdes ou frais, et en bains froids.

Les bains chauds sont ceux qui doivent marquer au thermomètre de 3o à 35 degrés centigrades. Ils sont stimulants et doivent être de courte durée surtout chez les personnes de tempérament sanguin et prédisposées aux congestions cérébrales.

Les bains tièdes marquent 25 à 3o degrés centigrades. Ils sont calmants et procurent le repos; mais ils ne doivent pas être trop prolongés, parce qu'ils deviendraient trop débilitants.

Les bains frais sont ceux dont la température varie de 20 à 25 degrés centigrades. Ils calment l'excitation nerveuse et rétablissent l'équilibre des fonctions ; toutefois trop prolongés, ils fatiguent et affaiblissent.

Les bains froids ne doivent marquer que 15 à 20 degrés centigrades. Ils sont toniques lorsqu'ils sont de courte durée ; ils peuvent être prolongés lorsqu'on s'agite dans l'eau.

Il est généralement préférable de prendre les bains à domicile, on a ainsi toute facilité pour sécher la peau avec des linges chauffés et surtout pour pouvoir se coucher après le bain. Ce repos, ne fut-il que d'une demi-heure, est des plus utiles.

Dans la vieillesse, les bains tièdes sont les seuls qui soient permis.

Laissant de côté les bains de vapeur sèche ou humide qui ne sont pas encore suffisamment entrés dans nos mœurs et les douches qui ressortissent de l'hydrothérapie, les bains d'eau peuvent comme nous l'avons dit recevoir certaines substances destinées à rendre le bain plus agréable ou à lui donner une action déterminée, soit sur l'économie générales, soit contre telle ou telle affection locale.

Ces bains comportent de nombreuses variétés. Nous passerons brièvement en revue les principales.

BAINS AROMATIQUES. Ces bains sont stimulants. Ils se préparent en faisant bouillir 500 à 1000 grammes d'espèces aromatiques pendant cinq à dix minutes dans quelques litres d'eau. On passe et on ajoute à l'eau du bain.

On peut remplacer cette décoction par le mélange suivant :

BAIN AROMATIQUE

Essence de thym.............	5	grammes
— de romarin..........	5	—
— de serpolet.........	5	—
Alcoolat de lavande..........	60	—
Alcool.....................	60	—

Mêlez.

Ajoutez à l'eau du bain et agitez fortement.

BAINS ÉMOLLIENTS. Les bains émollients se préparent : 1° en mettant dans le bain deux à trois kilogrammes de son, contenu dans un sac que l'on presse longuement.

2° En faisant bouillir pendant dix minutes dans 4 à 5 litres d'eau 250 grammes de guimauve, ou 2 kilogrammes d'espèces émollientes ou 250 grammes de graines de lin : on passe avec expression et on ajoute le produit de la décoction à l'eau du bain.

BAINS ALCALINS, les bains alcalins se préparent avec 250 gr. de carbonate de soude que l'on ajoute à l'eau du bain.

Le bain artificiel de Vichy, se prépare avec 500 grammes de bi-carbonate de soude que l'on fait dissoudre dans l'eau du bain.

BAINS PARFUMÉS. Pour avoir un bain parfumé, on fait dissoudre telle essence qui convient dans 125 grammes d'alcool. On verse ensuite dans l'eau du bain. C'est ordinairement l'eau de cologne, un bon vinaigre de toilette ou l'essence de savon qui servent à cet usage.

TEINTURE DE SAVON PARFUMÉE

Savon blanc..................	360	grammes
Eau.........................	500	—
Alcool à 56°.................	1000	—

Carbonate de potasse...........   15   —
Essence de bergamote...........   12   —
     Mêlez.

125 à 250 grammes de cette composition suffisent pour un bain.

BAINS SULFUREUX. Les bains sulfureux se préparent en faisant dissoudre dans l'eau du bain de 60 à 100 grammes de trisulfure de potasse solide; si on ajoute à ce bain 250 grammes de gélatine concassée on obtient un bain sulfuro-gélatineux qui convient aux personnes atteintes de maladies de la peau ou d'affections rhumatismales.

UN DERNIER MOT
SUR LES COSMÉTIQUES

Nous ne pouvons nous dispenser de dire un mot sur ce que nous pensons des cosmétiques, au triple point de vue de la propreté, de la beauté, et de la santé.

Il faut que l'on se pénètre bien que le meilleur agent pour les soins hygiéniques de la toilette est sans contredit l'eau pure. L'eau de pluie surtout est préférable à toute autre. Elle devra être exclusivement employée pour la toilette du visage et des mains. On pourra y ajouter quelques gouttes d'un bon parfum et n'employer qu'un savon pur et neutre c'est-à-dire un savon qui, après s'en être servi, ne laisse pas de rudesse à la peau. C'est là le plus sûr moyen de conserver et d'accroître la finesse et la fraîcheur du teint.

Certains cosmétiques pour les raisons que

nous avons fait connaître, produisent des effets contraires à ceux qu'on recherche.

La parfumerie en général ne doit être considérée que comme un accessoire de l'hygiène qui vient aider cette dernière à entretenir et conserver la beauté.

Il faut aussi qu'on le sache : La fatigue des traits, la flétrissure et la vieillesse anticipée que l'on s'efforce de masquer par des maquillages plus ou moins habiles, ne peuvent guérir par ces artifices de toilette, si les causes qui les produisent (excès, privations, chagrins ou maladies profondes qui souvent ne sont pas soupçonnées) ne sont pas prévenues par une bonne hygiène ou guéries par la médecine.

TABLE DES MATIERES

PREMIÈRE PARTIE

DEUXIÈME PARTIE

HYGIÈNE DE LA BEAUTÉ.

Paris. — Imprimerie F. LEVÉ, rue Cassette, 17.

9 782329 124544